LOW (

REZE

Mit Gesunder Ernährung Die Fettverbrennung Beschleunigen
Und Einfach Abnehmen Inklusive Nährwertangaben

(Das Low Carb Vegan Kochbuch Mit Veganen Rezepten -
Schnell Und Gesund Abnehmen Mit Low Carb)

Tobias Eichel

Herausgegeben von Kevin Dennis

© **Tobias Eichel**

All Rights Reserved

ISBN 978-1-989965-42-9

INHALTSVERZEICHNIS

Kapitel 1: Der individuelle Ernährungsplan

Eine gute Diät steht und fällt mit dem Ernährungsplan. Dieser sollte gut durchdacht und speziell auf die jeweilige Person und deren Vorlieben zugeschnittenen sein. Die Erstellung eines individuellen Ernährungsplanes ist allerdings nicht gerade einfach. Sie erfordert viel Planung und Hintergrundwissen.

Schritt 1: Zielsetzung:

Bevor Sie sich Hals über Kopf in eine Diät stürzen ist es ratsam, ein konkretes Endziel zu formulieren. Warum machen Sie das Ganze? Wollen Sie ein paar Pfunde verlieren, Muskeln aufbauen oder einfach nur gesunder und bewusster leben? Eine jede dieser Zielsetzungen verlangt eine andere Herangehensweise an den Ernährungsplan. Als Ausgangspunkt dient uns hier die Erstellung eines individuellen Ernährungsplanes zum Gewichtsverlust.
Wer abnehmen möchte, der muss in erster Linie Kalorien verbrennen. Das Kaloriendefizit spielt hierbei eine große Rolle. Es ist von signifikanter Relevanz, dass Sie am Tag mehr Kalorien verbrauchen als Sie zu sich nehmen.
Die Speisen auf Ihrem Ernährungsplan sollten arm an Kalorien aber reich an Proteinen und Eiweißen sein.
Das Kaloriendefizit sollte stets wie ein Damoklesschwert über Ihren Köpfen hängen. Wie viele

möchten Sie denn abnehmen und wie viele Kalorien sollten und müssten Sie davor einsparen.

Ernährungsexperten rechnen mit 7000 Kalorien pro Kilo. Wenn Sie also 10 Kilo verlieren möchten, sollten Sie 70.000 Kalorien einsparen. Hierbei handelt es sich um einen Basiswert. Dieser kann selbstverständlich, bei Bedarf, unterboten werden.

Schritt 2: Kalorienbedarf ermitteln:

Der Aspekt der individuellen Bedarfsanalyse wurde im vorangegangenen Unterkapitel bereits detailliert thematisiert. Bei der Erstellung eines individuellen Ernährungsplanes spielt der tägliche Kalorienbedarf eine nicht zu negierende Rolle.

Er entscheidet, ob Sie zu- oder abnehmen. Steigen die Zahlen auf der Waage trotz Diät nach oben, haben Sie Ihre tägliche Kalorienzufuhr zu senken oder Ihr Aktivitätslevel zu steigern. Informieren Sie sich bereits im Vorfeld darüber, wie viele Kalorien Sie täglich zu sich nehmen sollten. Die Formel dafür finden Sie im obrigen Kapitel.

Schritt 3: Persönliche Gründe und Gegebenheiten analysieren:

Jeder Mensch ist anders und hat eine andere Abnehmbilanz. Manche Menschen essen viel und nehmen trotzdem ab, andere verkneifen sich jede Sünde ohne nennenswerte Erfolge auf der Waage. Die Gründe dafür sind von mannigfaltiger Natur.

Sie sind im Regelfall von ganz individuellen Gründen oder Faktoren abhängig. Verwiesen sei hierbei explizit auf den persönlichen Stoffwechsel, Krankheiten, die Alltagsroutine oder die Essgewohnheiten.

Schritt 4: Die finale Erstellung des individuellen Ernährungsplans:

Sie haben sich und Ihr Ernährungsverhalten genauestens analysiert und alle für Sie relevanten Faktoren im Hinblick auf Ihren Kalorienbedarf und Ihr Kaloriendefizit zusammengetragen? Sehr gut! Dann geht es jetzt ans Eingemachte.
Unter Berücksichtigung aller soeben angesprochenen Faktoren können Sie sich jetzt Ihren ganz individuellen Ernährungsplan zusammenstellen.
Am besten und effektivsten ist es, wenn Sie sich zu Beginn einer jeden Woche einen Wochenplan erstellen. Tragen Sie hierfür die Wochentage sowie die Mahlzeiten in einen Kalender ein um Ihr Vorhaben zu visualisieren. Nehmen Sie als nächstes Ihren Kalorienbedarf zur Hand und verteilen Sie die Kalorien nach Belieben auf Frühstück, Mittagessen, Abendessen sowie Snacks. Tragen Sie in jedes der Felder genau ein, wie viele Kalorien Sie dafür benötigen.
Ein Leben nach einem Low Carb – Ernährungsplan ist alles andere als langweilig und öde. Die unzähligen Rezeptideen aus der Low Carb – Küche erlauben es Ihnen, täglich abwechslungsreich zu genießen, neue Gerichte kennenzulernen und Ihre persönlichen kulinarischen Vorlieben in Ihre Diät zu integrieren.

Pasta mit Bolognese

Pasta mit Bolognese ist bei Alt und Jung heiß begehrt. Aufgrund diverser Low Carb-Nudeln muss man auch während einer Low Carb - Diät nicht auf das Nudelgericht verzichten.

Zubereitungszeit: ungefähr 30 Minuten
Portionen: für 4 Portionen
Nährwerte: Kalorien (685 kcal), Kohlenhydrate (21 g), Eiweiß (90 g), Fett (24 g)
Zutaten:

- 500 g Passierte Tomaten
- 400 g Spaghetti (Low Carb)
- 400 g Hackfleisch
- 20 g Schinkenspeck
- 50 g Parmesan
- 6 Tomaten
- 2 Basilikumzweige
- 1 Möhre
- 1 Knoblauchzehe
- 1 Chilischote
- 1 Lorbeerblatt
- ½ Zwiebel

- etwas Öl

- etwas Zucker

- 1 Prise Salz

- 1 Prise Pfeffer

Zubereitung:

1. Zwiebeln schälen und würfeln.

2. Schinken ebenfalls zu kleinen Würfeln verarbeiten.

3. Öl in eine Pfanne geben.

4. Schinken und Zwiebeln in die Pfanne geben und kurz anbraten.

5. Zucker beifügen und Zwiebeln karamellisieren lassen.

6. Hackfleisch in die Pfanne geben und ebenfalls kurz anbraten.

7. Chilischote und Knoblauch zerkleinern.

8. Topfinhalt mit Chili, Knoblauch, Salz und Pfeffer verfeinern.

9. Passierte Tomaten in den Topf geben.

10. Möhren waschen, schälen und klein schneiden.

11. Tomaten ebenfalls waschen und klein schneiden.

12. Tomaten, Möhren und Lorbeerblatt in den Topf geben und alles für ungefähr 20 Minuten köcheln lassen.

13. Salzen und Pfeffern.

14. Spagetti nach Anleitung kochen.

15. Pasta und Bolognese auf Teller verteilen und genießen.

Tipp:

Statt Spaghetti können auch andere Low Carb - Nudeln verwendet werden.

Eine Portion enthält: 110 Kcal, 5,8 g Eiweiß, 6 g Fett, 8,8 g Kohlenhydrate.

Champignonsuppe

Die Champignonsuppe ist eine schmackhafte Möglichkeit für das Mittagessen. Sie macht satt und hält lange vor, wenn sie mit Sahne gemacht wird. Für eine Portion der cremigen Suppe braucht es:

➢ 150 ml Wasser

➢ 70 ml fettarme Milch

➢ 20 ml Sahne

➢ 120 g frische Champignons

➢ 10 g Mehl

➢ 10 g Margarine

➢ 1 Würfel Gemüsebrühe

➢ frische Petersilie

➢ Salz und Pfeffer

Die Champignons werden erst einmal gewaschen und dann in Viertel geschnitten. Die restlichen Zutaten kommen jetzt ohne die Pilze und die Petersilie in den Topf des Thermomix und werden bei 100° C auf Stufe 2 für 5 Minuten erwärmt. Nun kommen die Pilze und die gehackte Petersilie in den Topf und alles wird auf Stufe 2 für 4

Minuten bei Linkslauf gekocht.

Eine Portion enthält: 223 Kcal, 5,5 g Eiweiß, 16 g Fett, 11 g Kohlenhydrate

Der eine kennt sie vielleicht noch aus den früheren Zeiten, wo es die Grießsuppe immer bei Oma gab. Der andere hat sie noch nie auf dem Teller gehabt. Im Rahmen einer Low Carb-Ernährung mit dem Thermomix als Kochhilfe kann es auf jeden Fall nicht schaden, diese Suppe zu kochen und sie zu genießen. Für eine Portion braucht es die folgenden Zutaten:

➢ 1 EL Instant-Gemüsebrühe

Lachskuchen

Kcal.: 464   Zubereitungszeit: 20 min.

ZUTATEN:

- ☐ 100 g geräucherter Lachs
- ☐ 50 g Philadelphia Käse
- ☐ 25 g Kräuterquark
- ☐ ¼ Bund Petersilie
- ☐ 2 große Eier
- ☐ Butter
- ☐ 70 g Mandelmehl
- ☐ 1 TL Backpulver
- ☐ Dill, frisch oder getrocknet
- ☐ 1 EL Wasser
- ☐ Salz, Pfeffer

ZUBEREITUNG:

- Die Räucherlachsscheiben der Verkaufspackung entnehmen und in fingerbreit große Stücke schneiden.
- Den Dill und die Petersilie waschen, trockenschütteln und fein hacken.
- Vermischen Sie zunächst gründlich das Mandelmehl mit dem Backpulver sowie Salz und Pfeffer.

- Mit Hilfe eines Rührgerätes bzw. einer Küchenmaschine erst die Eier mit dem Wasser verquirlen, dann den Philadelphia Käse einschließlich dem Dill und dem Kräuterquark in die Schüssel geben und beide vollständig einrühren. Im Anschluss wird die Schüssel mit dem Mandelmehl-Backpulver Gemisch aufgefüllt und dieses mit den restlichen Zutaten glatt verrührt. Bitte den Teig anschließend für 3 Minuten ruhen lassen.
- Danach erhitzen Sie in einer beschichteten Pfanne nur wenig Butter und schwitzen darin, wirklich nur für einige Sekunden, den vorbereiteten Räucherlachs bei geringer Hitze etwas an. Die Hitzezufuhr erhöhen, ausreichend Speiseöl hinzufügen und dann bei starker Hitze die Pfannkuchenmasse gleichmäßig über den Lachsstückchen ausgießen, diese kurz stocken lassen und nun von beiden Seiten für jeweils 3 Minuten appetitlich goldbraun backen (größenabhängig). Jeder Pfannkuchen sollte aus 4-5 EL Teig bestehen.
- Die fertigen Lachskuchen bitte auf Tellern anrichten, dann mit etwas gehacktem Dill und Petersilie garnieren und heiß servieren.

Klassische Hamburger

Zutaten für 8 Hamburger

Zutaten:

- 600 g gemischtes Hackfleisch
- 6 Eier (M)
- 200 g Frischkäse, Doppelrahmstufe
- 4 EL Sesam
- 2 Zwiebel
- 4 Tomaten
- ½ Salatgurke
- 8 Kopfsalatblätter
- 2 EL Öl
- 8 EL Senf
- 8 EL Mayonnaise
- 8 Scheiben Scheiblettenkäse
- Salz, Pfeffer

Arbeitsaufwand: mittel

Zubereitungszeit: ca.   60 Minuten

Portionsgröße: 8 Hamburger

11

So wird´s gemacht:
1. Den Backofen auf 150 °C Umluft oder 170°C Ober-/Unterhitze vorheizen.
2. Für die Burger Oopsies die Eier trennen und das Eiweiß sehr steif schlagen.
3. Eigelb und Frischkäse in eine Schüssel geben, gut miteinander verrühren und mit Salz und Pfeffer würzen. Anschließend behutsam den Eischnee unterheben.
4. Den fertigen Teig in 16 gleichgroßen Portionen auf ein mit Backpapier ausgelegtes Backblech geben, mit dem Sesam bestreuen und im vorgeheizten Backofen für etwa 20 Minuten backen. Anschließend auskühlen lassen.
5. Die Salatblätter waschen und trockenschleudern, Tomate und Gurke in Scheiben schneiden und die Zwiebel fein würfeln.
6. Die Zwiebeln zusammen mit dem Hackfleisch in eine Schüssel geben, mit Salz und Pfeffer würzen und gut miteinander vermengen. Aus der fertigen Hackmasse 8 Burger-Patties formen und in einer heißen Pfanne mit etwas Öl, von beiden Seiten gleichmäßig durchbraten.
7. Jeweils 8 Oopsies mit Senf und die anderen 8 mit Mayonnaise bestreichen. Die mit Senf bestrichenen Oopsies mit einem Salatblatt, einem Burger-Pattie, Käse, Tomaten und Gurke belegen und mit den mit Mayonnaise bestrichen Oopsies zudecken.

Erbsensuppe mit Koriander

Diese Erbsensuppe bringt ein wenig Exotik in deine Küche.

Zubereitung ca. 20 Minuten

Zutaten für 2 Personen:

500 g Erbsen, tiefgekühlt

600 ml Geflügelfond

1 kleiner Topf Koriander

150 g Schlagsahne

2 EL Crème fraîche

1 Zwiebel

5 EL Weißwein

2 EL Sonnenblumenöl

2 TL Limettensaft

Salz & Pfeffer

Zucker

Zubereitung:

Zuerst schälst Du die Zwiebel und schneidest sie in gleich große Würfel. Dann erhitzt Du etwas Öl in einem Topf und dünstest darin die Zwiebeln an bis sie glasig sind. Danach gibst Du 350 g von den tiefgefrorenen

Erbsen dazu, löschst alles mit dem Geflügelfond und dem Weißwein ab und schmeckst es mit Salz und Pfeffer ab. Nun muss alles etwa 8 Minuten bei mittlerer Hitze köcheln.

Währenddessen kannst Du den Koriander waschen und trocken tupfen. Lege einige Stiele zur Seite und schneide den restlichen Koriander klein. Dann gibst Du den ihn zusammen mit der Sahne und der Crème fraîche in die Suppe. Nun wird die Suppe mit einem Stabmixer solange püriert, bis eine glatte Masse entsteht. Du kannst anschließend noch alles durch ein Sieb streichen, um die Suppe noch feiner zu bekommen.

Nun gibst Du die restlichen Erbsen in die Suppe und erwärmst sie für etwa 2 Minuten mit im Topf. Je nach Geschmack kannst Du die Suppe noch mit Salz, Pfeffer, Limettensaft und ein wenig Zucker abschmecken.

Die Suppe kann nun in Schalen gefüllt und mit den restlichen Korianderblättchen dekoriert werden.

Nussmüsli vom Blech

Zutaten für 1 Blech:
100 g Mandeln
100 g Kokosflocken
100 g Walnusshälften
100 g Haselnüsse
100 g getrocknete Cranberrys
250 g Kokosöl oder Butter
Honig nach Bedarf
Zimt

Zubereitung:
Heizen Sie zuerst Ihren Ofen auf 180 Grad vor.
Anschließend geben Sie alle Zutaten, außer die
getrockneten Cranberrys in eine Schüssel und
vermengen Sie alles zu einer gleichmäßigen Masse.
Verteilen Sie die Mischung auf einem Backblech und
geben es für ca. 20-30 Minuten in den Ofen. Dabei
mehrmals wenden und gut abkühlen lassen.

Avocadocreme mit Ei

236,8 kcal | 13,1 Gramm Eiweiß | 17,3 Gramm Fett |
6,1 Gramm Kohlenhydrate

Zutaten:
- 1 Scheibe Proteinbrot
- 1 Ei
- 50 Gramm Avocado
- 1 Knoblauchzehe
- 1 Prise Himalaya Salz
- 1 Prise Pfeffer frisch gemahlen

Zubereitung:
Zerkleinere den Knoblauch und hacke das gekochte Ei
in kleine Würfel.

Dann die Avocado zerdrücken, zusammen mit dem
Knoblauch mischen und Salz und Pfeffer dazugeben.

Zum Schluss das Ei hinzufügen.

Man kann diese Creme sehr gut als Brotaufstrich
verwenden.

Fake Milchreis

Zubereitungszeit: 15 Minuten

Schwierigkeitsgrad: leicht

Zutatenliste für 2 Portion:
200ml Hafermilch, 300g Körniger Frischkäse, 1 Reife Banane, Prise Zimt, 80g Quinoa

Zubereitung:

1. Quinoa in einem Sieb mit kalten Wasser gründlich waschen und in einen Topf geben.
2. Die Milch ebenfalls in den Topf geben und alles aufkochen. Weitere 20 Minuten köcheln lassen und gelegentlich umrühren. Die Milch sollte weitgehend verkocht sein.
3. Die Banane schälen und mit einem Stabmixer pürieren.
4. Alle Zutaten zusammen geben und vermischen, 1 Prise Zimt drüber und schmecken lassen.

Nährwertangaben:
770.4 kcal, Kohlenhydrate 90.3g, Eiweiß 49.0g, Fett 21.4g

Hühnerbrust in Speckmantel

(pro Portion 205 kcal, 0,5 Gramm Kohlenhydrate)

Ein Klassiker der herzhaften Küche. Dazu passt übrigens gut das falsche Kartoffelpüree.

Du brauchst:

4 Stücke Hühnerbrust

20 Scheiben Bauchspeck

zwei Zehen Knoblauch

Rosmarin

3 EL Olivenöl

Salz und Pfeffer

Heize den Backofen auf 160°C vor. Wasche die Hähnchenbrust und tupfe sie mit etwas Küchenpapier trocken. Würze sie mit etwas Salz und Pfeffer. Wickle nun jede Hähnchenbrust in die 5 Scheiben Speck ein und reibe den Knoblauch oder schneide ihn sehr klein. Erhitze das Olivenöl in einer Pfanne, gib den Rosmarin und den Knoblauch hinzu und brate die eingewickelten Hühnerbrüste etwa 4 Minuten lang von allen Seiten an. Damit werden im Fleisch die Poren geschlossen und es kann nachher nicht austrocknen.

Gib alles zusammen nun in eine ofenfeste Form und backe es im Ofen für etwa 15 bis 20 Minuten (je nach Dicke), bis das Fleisch gar ist. Dazu passt ein Salat oder Gemüse.

Do it yourself Müsli

Zutaten für zwei Portionen: 200g Griechischer Joghurt, 2 EL Cashewkerne, 2 EL Mandeln, 2 EL Sonnenblumenkerne, 2 EL Himbeeren, 2 EL Papaya, 2 EL Erdbeeren, eine Prise Vanille und eine Prise Salz

Und so geht es: Schneide das Gemüse in kleine Würfel, hacke die Nüsse und vermische anschließend alle Zutaten zu einem köstlichen Do it yourself Müsli.

Sei kreativ und verfeinere dein nächstes Müsli mit anderen Köstlichkeiten!

Ungefähre Nährwertangaben pro Portion: Brennwert 300kcal, 25g Fett, 10g Protein, 10g Kohlenhydrate

Knuspriges Müsli

Zutaten für 4 Portionen:
2 Tassen gehackte Mandeln
1 Tasse Sonnenblumenkerne
1 Tasse Kürbiskerne
10 Tassen Kokosflocken
8 Eiweiß
½ Tasse Mandelmehl
Stevia

Zubereitung:
Zuerst verquirlen Sie Stevia mit dem Eiweiß. Dann geben Sie alle restlichen Zutaten in eine Schüssel und vermischen alles zusammen mit dem Eiweiß-Stevia Gemisch. Verteilen Sie die Masse auf einem Backblech, dass Sie zuvor mit Backpapier ausgelegt haben. Backen Sie das Müsli im Backofen etwa 60 Minuten bei 135 Grad. Mischen sie das Müsli nach der halben Zeit, damit es knusprig wird. Das fertige Müsli sollte goldbraun sein. Besonders geeignet ist die Zubereitung am Wochenende, da doch ein größerer Zeitaufwand nötig ist.

Tomate und Mozzarella mit Parmaschinken

Nährwerte:
- 531,1 kcal
- 49,9 Gramm Eiweiß
- 31,5 Gramm Fett
- 10,4 Gramm Kohlenhydrate

Für eine Portion benötigst du:
- 2 Tomaten
- 1 Kugel Mozzarella
- 80 Gramm Parmaschinken, Salz, Pfeffer
- 1 EL Olivenöl
- 2 EL Rotweinessig
- Basilikumblätter

So bereitest du dieses Gericht zu:
Tomaten und Mozzarella in Scheiben schneiden und abwechselnd auflegen. Mit dem Parmaschinken belegen und mit Salz und Pfeffer würzen. Mit Essig und Öl beträufeln und mit Basilikum garnieren.

Gegrillte Forelle

Gegrillte Forelle darf bei keinem Barbecue fehlen. Das Low Carb - Gericht ist insbesondere in den Sommermonaten ein Genuss.

Zubereitungszeit: ungefähr 30 Minuten

Portionen: für 1 Portion

Nährwerte: Kalorien (343 kcal); Kohlenhydrate (2 g); Eiweiß (15 g); Fett (15 g)

Zutaten:

- 1 Forelle
- 100 g Spargel (grün)
- ½ Zitrone
- ein wenig Öl
- ein wenig Petersilie
- 1 Prise Salz

Zubereitung:

1. Grill vorbereiten.
2. Forelle gut waschen und vorsichtig abtrocknen.
3. Forelle mit Beilagen nach Wahl befüllen.
4. Forelle mit Öl bestreichen und mit Salz bestreuen.
5. Spargel waschen und Enden abschneiden.
6. Forelle und Spargel auf den Grill legen.

7. Gelegentlich wenden.

Tipp:

Tomate eignet sich hervorragend als Füllung für die Forelle.

Eine Portion enthält: 35 Kcal, 2 g Eiweiß, 5 g Kohlenhydrate, 0,8 g Fett

Leichte Brokkoli-Suppe mit Nüssen

Nüsse sind ein idealer Energielieferant und Brokkoli gehört zum sehr eisenhaltigen und gesunden Gemüse. Beides in Kombination gibt dem Körper Kraft und Schwung, schmeckt hervorragend und bringt dabei noch nicht einmal viele Kalorien und Kohlenhydrate mit. Die Brokkoli-Suppe, angereichert mit Cashewnüssen, ist ein netter Appetizer und kann sogar richtig satt machen. Die Zubereitung von sechs Portionen mit den nachfolgenden Zutaten ist besonders einfach:

➢ 1 kg Brokkoli, frisch

➢ 650 ml Wasser

➢ 250 ml frische Gemüsebrühe

➢ 100 g Cashewkerne

Der Brokkoli wird gesäubert und vom Stiel gelöst. Er wird zerkleinert und in den Thermomix gegeben. Die Gemüsebrühe und das Wasser sowie die Nüsse kommen ebenfalls in den Topf hinein. Die gesamten Zutaten werden bei 80°C für 20 Minuten gegart. Nach der Garzeit wird der Thermomix auf Stufe 5 eingestellt. Für einen Zeitraum von 30 bis 40 Sekunden wird alles noch einmal gemixt, bis keine Stücke mehr übrig sind. Nun kann die Suppe noch abgeschmeckt werden. Salz und Pfeffer machen sich hier besonders gut. Auch ein wenig Curry kann den Geschmack verfeinern.

Limettencreme

Kcal.: 239   Zubereitungszeit: 5 min.

ZUTATEN:

- [ ] **300 g Joghurt**
- [ ] **200 g Quark**
- [ ] **Stevia nach Geschmack**

- [ ] 1 Bio Limette
- [ ] 2 Pfirsiche

ZUBEREITUNG:

- Zuerst die Limette mit heißem Wasser abspülen dann abtrocknen. Die Limettenschale wird, mit Hilfe einer Reibe oder scharfem Küchenmesser krümelig abgerieben. Erst jetzt die Limette halbieren und den Saft einer Hälfte, auspressen und aufbewahren.
- Die Pfirsiche werden gewaschen, abgetropft, halbiert, entsteint und in kleine Stücke geschnitten.
- Vermengen Sie nun in einer geeigneten Schüssel Quark und Joghurt, in welche anschließend der Schalenabrieb und Limettensaft eingerührt wird. Mit Stevia süßen, in Gläser abfüllen und mit den vorbereiteten Pfirsichstückchen garnieren.

- Bitte gut gekühlt servieren.

Würziges Flank Steak „Asia Style"
Zutaten für 4 Portionen

Zutaten:

- 1 kg Flank Steak
- 80 g Ingwer
- 6 Stangen Zitronengras
- 4 Knoblauchzehen
- 1 kleine rote Chili
- 150 ml Ketjap Manis (süße indonesische Soja Sauce)
- 50 ml Sojasauce
- 10 Kaffernlimettenblätter
- Pfeffer

 Arbeitsaufwand: gering

 Zubereitungszeit: ca. 12 Stunden

Portionsgröße: 4 Portionen

So wird´s gemacht:

1. Den Ingwer und den Knoblauch schälen und zusammen mit dem Zitronengras, der Chili und den Kaffernlimettenblätter sehr fein hacken. In eine Schüssel geben, die Soja Saucen dazu tun und alles gut miteinander verrühren.

2. Das Flank Steak in die Marinade geben, gleichmäßig bedecken und über Nacht im Kühlschrank ziehen lassen.

3. Vor dem Grillen aus der Marinade entnehmen und mit einem Küchentuch leicht abtupfen. Auf dem heißen Grill von jeder Seite etwa 4-5 Minuten grillen. Anschließend vom Grill nehmen, in ein Stück Alufolie wickeln und für etwa 5 Minuten ruhen lassen.

4. Vor dem Servieren in etwa 1 cm dicke Scheiben aufschneiden und mit einem frischen Salat oder Gemüse genießen.

Rosenkohlsuppe

Hierbei handelt es sich um eine echte Wintersuppe, die nicht nur köstlich ist. Sie hilft durch ihren Vitamingehalt auch deinem Immunsystem auf die Sprünge!

Zubereitung ca. 90 Minuten

Zutaten für 2 Personen:

500 g Rosenkohl

2 Karotten

1 Zwiebel

100 g Sellerie

100 g Lauch

½ Bund Petersilie

1 l Gemüsefond

2 l Wasser

1 EL Olivenöl

2 Lorbeerblätter

2 Sternanis

1 TL Piment

Salz & Pfeffer

Zuerst putzt Du den Rosenkohl und schneidest bei den einzelnen Röschen die Enden ab. Dann putzt Du die Möhren, den Sellerie und den Lauch und schneidest sie anschließend in gleich dicke Scheiben. Außerdem wird die Zwiebel geschält und in Spalten geschnitten und die Petersilie grob gehackt.

Nun nimmst Du einen großen Topf und erhitzt darin das Olivenöl. Wenn es sehr flüssig ist, gibst Du die Zwiebelstückchen und den Lauch hinein und brätst beides gleichmäßig scharf an. Dann gibst Du den Sellerie und die Möhren dazu und brätst sie ebenfalls mit an. Wenn alles gut angeschwitzt ist, löschst Du es mit dem Gemüsefond ab und gibst neben dem Rosenkohl auch die Lorbeerblätter, die Sternanis und den Piment mit hinein.

Wenn alles kocht, gießt Du das Wasser dazu und lässt die Suppe bei mittlerer Hitze etwa 30 Minuten köcheln.

Zum Schluss kannst Du die Suppe nach Belieben mit Salz und Pfeffer würzen und die Petersilie hinzugeben. Fertig!

Schokoladenwaffeln

Zutaten für ca. zwei Portionen:
3 Eier (Größe M)
3 EL gemahlene Mandeln
1 große Banane
1 EL Kokosöl
3 EL gemahlene Mandeln
2 EL Mandelmehl
1 EL Kakaopulver
2 TL Agavendicksaft
1 Messerspitze Backpulver
ein bisschen Öl für das Waffeleisen

Zubereitung:
Während das eingefettete Waffeleisen vorheizen kann, wird die Banane mit Hilfe einer Gabel zu einem gleichmäßigen Mus verarbeitet. Anschließend können Sie die restlichen Zutaten nacheinander unterrühren, bis ein cremiger Teig entsteht. Hat das Waffeleisen die gewünschte Temperatur erreicht, einfach den Teig vorsichtig einfüllen und die Waffeln nacheinander abbacken. Heiß servieren und genießen!

Green Energie: Avocado-Minze-Shake

404 kcal | 25,4 Gramm Eiweiß | 28,6 Gramm Fett | 12,1 Gramm Kohlenhydrate

Zutaten:
- ¼ Avocado
- 30 Gramm Whey Pulver
- 10 Gramm frische Minze
- 200 ml Mandelmilch
- 50 ml Sahne
- Xucker oder Süßstoff nach Bedarf

Zubereitung:
Alle Zutaten in einen Mixer geben und gut durchmischen.

Mit diesem Shake hast du nicht nur eine kleine, geschmacksvolle Mahlzeit, sondern auch einen Energieschub für Zwischendurch.

Spinat Ei

Zubereitungszeit: 10 Minuten
Schwierigkeitsgrad: Leicht
Zutatenliste für 1 Portion:
2 Eier, 50g Spinat frisch, 20g Speck,
Pfeffer/Salz/Muskat

Zubereitung:

1. Die Eier in einen Becher geben und gut durchmischen. Die Gewürze hinzugeben und erneut gut durchmischen.

2. Den Spinat waschen und abtropfen lassen, bei Bedarf klein hacken.

3. Den Speck in einer Pfanne anbraten, den Spinat kurz dazu geben und mit den Eiern ablöschen. Alles gut durch garen.

Nährwertangaben:
166.7 kcal, Kohlenhydrate 3.5g, Eiweiß 10.5g, Fett 11.8g

Lachsquiche ohne Boden

(pro Portion 514 kcal, 4,4 Gramm Kohlenhydrate)

Nochmal ein Rezept mit Lachs. Wenn du keinen Lachs bekommst, lässt sich auch Dorsch gut verwenden. Man kann von diesem Rezept auch die doppelte Menge zubereiten und dann einfrieren.

Du brauchst:

500 Gramm Lachsfilet

8 Eier

250 Gramm Frischkäse

250 ml Milch

Salz

Pfeffer

1TL getrockneter oder frischer Dill

Heize den Backofen auf 180 Grad vor. Schneide den Lachs in kleine Würfel. Schlage die Eier in eine Schüssel und verquirle sie gründlich und füge dann die Milch und die Gewürze hinzu. Gib dann den Lachs und den Frischkäse in die Schüssel und mische sie vorsichtig unter. Fette eine ofenfeste Form ein und gib die Mischung hinein. Schüttle die Form vorsichtig, damit die Masse sich gleichmäßig verteilt. Backe alles für etwa 30 Minuten, steche vorsichtig mit einer Gabel in die Mitte, um festzustellen, ob die Quiche gar ist.

Gefüllte Champignons

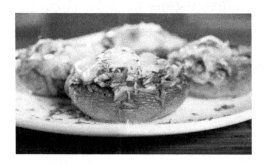

Zutaten für zwei Portionen: 4 große Champignons oder 300g kleine Champignons, 1 Knoblauchzehe, 1 kleine Zwiebel, 250ml Creme Fraiche, 100g geriebener Gouda, 2 TL gehackte Kräuter, eine Prise Salz und eine Prise Pfeffer

Und so geht es: Den Backofen zunächst auf 170°C Umluft vorheizen. Die Champignons entstielen, die Zwiebel und den Knoblauch schälen, anschließend fein hacken. Die Zwiebel- und Knoblauchwürfelchen mit der Creme Fraiche, dem Gouda, den Kräutern und den Gewürzen vermengen. Die Pilze mit dieser Masse befüllen und für 20 Minuten in den Ofen geben. Schon fertig!

Ungefähre Nährwertangaben pro Portion: 380kcal, 4g Kohlenhydrate, 20g Eiweiß, 30g Fett

Rührei mit Käse und Speck

Zutaten für 4 Portionen:
100 g Gouda
6 Eier
6 EL Milch
Etwas Butter
50 g Speck
50 g Schinken, gekocht und gewürfelt
1 Tomate
1 Zwiebel
Schnittlauch
Salz
Pfeffer

Zubereitung:
Die Tomate in kleine Stücke und die Zwiebel in dünne
Ringe schneiden. Dann die Eier mit der Milch, Salz und
dem Pfeffer verrühren und den Gouda, den Speck und
den Schinken zugeben. Alles in einer beschichteten
Pfanne mit etwas Butter anschwitzen und öfter mal
umrühren.
Für Käseliebhaber ideal.

Hühnerbrust mit Champignon-Rahmsauce

Nährwerte:
- 429,6 kcal
- 59,7 Gramm Eiweiß
- 16,6 Gramm Fett
- 4,7 Gramm Kohlenhydrate

Für eine Portion benötigst du:
- 180 Gramm Hühnerbrust
- 200 Gramm Champignons
- 1 Schalotte
- 50 ml Sahne
- 1 EL Petersilie, Salz, Pfeffer
- Saft einer halben Bio Limette
- 1 Messerspitze Ingwerpulver
- 2 EL Butter

So bereitest du dieses Gericht zu:
Die Hühnerbrust in 1 EL Butter auf beiden Seiten scharf anbraten. Bei 140° Celsius für 20 Minuten im Ofen fertig garen. Die Champignons vierteln und mit der klein geschnittenen Schalotte in der restlichen Butter leicht anschwitzen. Mit dem Limettensaft ablöschen, mit der Sahne aufgießen und mit Salz, Pfeffer und Ingwer abschmecken. Zusammen mit der Hühnerbrust anrichten und mit der Petersilie bestreuen.

Gemüse-Auflauf mit Feta

Auflauf gehört nicht zwangsläufig in die deftige Küche. Der Gemüse-Auflauf mit Feta ist locker, leicht und lässt sich selbst mit einem Low Carb - Ernährungsplan vereinbaren.

Zubereitungszeit: ungefähr 60 Minuten
Portionen: für 4 Portionen
Nährwerte: Kalorien (624 kcal); (Kohlenhydrate 15 g); Eiweiß (30 g); Fett (50 g)

Zutaten:

- 6 Eier
- 2 Zcchini
- 2 Knoblauchzehen
- 1 Aubergine
- 1 Zwiebel
- 250 g Tomaten
- 250 g Feta
- 250 g Hüttenkäse
- 75 g Oliven
- 3 EL Öl
- 2 Stiele Thmian

- 1 Rosmarinzweig
- 1 Prise Salz
- 1 Prise Pfeffer

Zubereitung:

1. Zucchini, Aubergine, Tomaten, Rosmarin und Thymian unter kaltem Wasser abwaschen.
2. Zucchini und Aubergine in hauchdünne Scheiben schneiden.
3. Tomaten aufschneiden.
4. Kräuter, Zwiebel und Knoblauchzehen schälen und zerkleinern.
5. Öl in eine Pfanne geben und anhitzen.
6. Knoblauch nd Zwiebeln beifügen und kurz anschwitzen.
7. Zucchini und Aubergine in die Pfanne geben und kurz anbraten.
8. Salzen und Pfeffern.
9. Zucchini und Aubergine zusammen mit Tomaten und Oliven in eine Auflauffrm geben.
10. Eier, Zwiebeln, Knoblauch, Hüttenkäse und Kräuter in eine Schüssel geben und alles gut verrühren.
11. Feta zerkleinern, beifügen und ernut gut vermengen.
12. Salzen und Pfeffern.

13. Ergebnis über das Gemüse geben und ausstreichen.

14. Auflaufform für ungefähr 45 Minuten in den Backofen geben.

Tipp:

Statt Feta kann auch Ziegenkäse verwedet werden.

Der scharfe Brotzeit-Salat

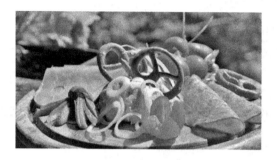

Am Nachmittag zeigt sich normalerweise noch einmal ein Tief. Diese Zeit ist besonders gefährlich, denn viele Menschen greifen nun zu Lebensmitteln mit vielen Kohlenhydraten. Das Problem dabei ist, dass es sich hier nur um ein Stopfen vom Loch im Magen handelt. Wichtig ist es aber, nicht nur den Hunger zu stillen, sondern sich auch an die Regeln der Low Carb-Ernährung zu halten. Eine gute Lösung stellt der Brotzeit-Salat darf. Hier besteht eine Portion aus:

➢ 100 g scharfer Rettich

➢ 30 g Sahne

➢ ½ Teelöffel Meerrettich

➢ 1 TL Apfelessig

➢ frischer Schnittlauch

➢ Salz und Pfeffer

Der Rettich wird gereinigt und geschnitten und in den Mixtopf gegeben. Dazu kommen die Sahne sowie das Essig. Alle Zutaten werden nun auf Stufe 4 für insgesamt 10 Sekunden vermischt und dabei auch zerkleinert. Anschließend wird der Schnittlauch geschnitten, hier reichen zwei Halme aus, und ebenfalls in den Topf gegeben. Der Thermomix wird nun auf Stufe 2 im Linkslauf gestellt. Für fünf bis sechs Minuten werden nun alle Zutaten noch einmal miteinander vermischt. Der Salat muss nun noch abgeschmackt werden. Anschließend wird er kurz kühl gestellt und dann gegessen.

Tipp: Wer gerne noch ein wenig schärfer isst, der kann als Würze etwas Chili mit in den Salat geben. Der Vorteil von scharfen Salaten ist, dass sie den Stoffwechsel anregen. Dazu wird am besten ein großes Glas Wasser getrunken.

Eine Portion enthält: 100 Kcal, 2 g Eiweiß, 9 g Fett, 3 g Kohlenhydrate

Schokoladenpudding

Kcal.: 533   Zubereitungszeit: 15 min.

ZUTATEN:

- [ ] 300 ml Kokosmilch
- [ ] 2 Eigelb
- [ ] 10 frische Kirschen/Himbeeren
- [ ] 50 ml Schlagsahne
- [ ] ½ Vanilleschote
- [ ] 70 g dunkle Schokolade (min. 70% Kakao)

ZUBEREITUNG:

- Die Vanilleschote wird seitlich eingeschnitten, aufgeklappt und die benötigte Menge Mark herausgekratzt.
- Danach bitte die Kokosmilch mit dem Eigelb verrühren und das Gemisch bei schwacher Hitzezufuhr nun für 10 Min. ganz leicht köcheln lassen.
- Die dunkle Schokolade in kleine Teile brechen und diese anschließend, einschließlich dem vorher gewonnenen Vanillemark, in eine geeignete Schüssel füllen und etwas verrühren.
- Mit der heißen Kokosnussmilch übergießen und die Masse nun für einige Minuten, zum Schokolade schmelzen, abgedeckt ruhen lassen.

- Gleich im Anschluss wird das Dessert cremig geschlagen und in passende Gläser gefüllt.
- Bitte vor dem servieren für mind. 2 Stunden im Kühlschrank aufbewahren.
- Die Kirschen gut waschen, halbieren und entsteinen.
- Die Schlagsahne wird ebenfalls aufgeschlagen und mit den Kirschen garniert, erst kurz vor dem sevieren, auf dem Schokoladenpudding appetitlich angerichtet.

BBQ-Hähnchenspieße

Zutaten für 6 Portionen (12 Spieße)

Zutaten für das Hähnchen:
- 1 kg ausgelöste Hähnchenkeulen
- 2 rote Zwiebeln (ca. 160 g)
- 1 mittelgroße rote Paprika (ca. 150 g)

Zutaten für den Dry Rub (Trockenmarinade):
- 8 Pimentkörner
- 4 getrocknete Chilischoten
- 1 ½ EL Fenchel Saat
- 1 ½ EL Koriander
- 1 EL Paprika, edelsüß
- 1 EL Oregano
- 1 EL Thymian
- 1 TL Knoblauchpulver
- 1 TL Kümmel
- ½ TL Muskat
- 1 TL schwarzer Pfeffer
- 1 TL grobes Meersalz
- 1 TL Xucker Bronxe

Arbeitsaufwand: leicht

Zubereitungszeit: ca. 30 Minuten

Portionsgröße: 6 Portionen

So wird's gemacht:
1. Für den Dry Rub die Fenchelsaat, Koriander, Kümmel, Piment, Chili, Pfeffer, Meersalz, Xucker, Paprikapulver, Oregano, Thymian, Muskat und Knoblauch in einen Mörser geben und sehr fein mahlen.
2. Die Zwiebeln schälen und vierteln. Die Paprika waschen, halbieren, von Kernen und Strunk befreien und in mundgerechte Stücke schneiden.
3. Das Hähnchenfleisch säubern und in etwa 3 cm große Würfel schneiden. Mit der Hälfte des Rubs einreiben und im Wechsel mit Paprika und Zwiebel auf 12 Grillspieße ziehen.
4. Die fertigen Spieße auf dem heißen Grill für etwa 12-15 Minuten rundherum grillen. Nach Belieben mit einer leckeren BBQ-Sauce oder frischem Salat genießen.

Fruchtige Kürbissuppe mit gerösteten Cashews

Die Kürbissuppe erhält durch den Fruchtsaft ein besonderes Aroma, das auch durch die gerösteten Nüsse wunderbar abgerundet wird.

Zubereitung ca. 45 Minuten

Zutaten für 2 Personen:

½ Hokkaido

2 Karotten

Etwas Ingwer

1 Schalotte

½ rote Chili

700 ml Gemüsefond

150 ml Orangensaft

1 EL Zitronensaft

40 g Butter

4 EL Kürbiskernöl

4 Stängel Petersilie

4 EL Cashews

Salz & Pfeffer

Zur Deko: 4 Blüten von der Kapuzinerkresse

Zubereitung:

Zuerst wäschst Du den Kürbis gründlich mit lauwarmem Wasser ab. Dann schneidest Du ihn in 2 Hälften und entfernst mit einem Esslöffel die Kerne. Danach schneidest Du die eine Hälfte in gleich große Würfel.

Nun putzt Du die Karotten, schälst sie und schneidest sie anschließend in gleich dünne Scheiben. Auch die Schalotte und der Ingwer werden geschält und in Würfel geschnitten. Anschließend wäschst Du die Chilischote, teilt sie in 2 Hälften, entfernst die Kerne und schneidest sie ebenfalls in kleine Stücke.

Nun nimmst Du einen großen Topf und zerlässt darin die Butter. Dann fügst Du die Schalotten hinzu und dünstest sie glasig. Danach gibst Du die Karotten und die Kürbiswürfel dazu und brätst sie ordentlich an. Anschließend löschst Du alles mit dem Fond ab und fügst die Chili hinzu. Dann deckst Du den Topf zu und lässt die Suppe bei mittlerer Hitze für etwa 15 Minuten köcheln.

Während die Suppe nun kocht, kannst Du die Petersilie abwaschen, trocken tupfen und kleinschneiden. Außerdem werden die Cashews jetzt in einer beschichteten Pfanne angeröstet. Achte dabei darauf, dass Du alle Seiten gut anbrätst. Anschließend werden sie mit einem Messer in grobe Stücke zerhackt.

Am Ende der Kochzeit nimmst Du den Orangen- und den Zitronensaft und gießt ihn hinzu. Außerdem wird der Ingwer in die Suppe gegeben. Dann nimmst Du den Topf vom Herd und pürierst den gesamten Inhalt mit einem Stabmixer, bis sie eine feine Konsistenz hat. Sollte die Suppe zu dickflüssig sein, kannst Du je nach Bedarf heißes Wasser dazu kippen, bis die gewünschte Konsistenz erreicht ist.

Dann schmeckst Du die Suppe noch ein Mal mit Salz und Pfeffer ab und kannst Sie anschließend auf Teller füllen. Zum Garnieren träufelst Du auf jede Suppe ein wenig Kürbiskernöl und gibst sowohl die Cashews als auch die Pertersilie noch oben drauf. Abgerundet wird die Dekoration mit den essbaren Blüten der Kapuzinerkresse.

Vitaler Spinat - Smoothie

Zutaten für ca. 2 Gläser:
150 ml Kokoswasser
2 Handvoll Babyspinat
1 Banane
1 reifer Pfirsich
1/2 Schlangengurke

Zubereitung:
Waschen Sie zuerst den Pfirsich, entkernen Sie diesen
und schneiden Sie diesen anschließend in kleine
Stücke. Waschen Sie die Gurke und den Spinat und
geben Sie beides zusammen mit dem geschnittenen
Pfirsich in einen Mixer. Pürieren Sie alle Zutaten für ca.
20 Sekunden. Danach kann der Smoothie serviert
werden.

Gesunder Cuba Libre Slush (alkoholfrei)

Zutaten:
- 1 Flasche Cola light od. Cola Zero
- 1 entkernte Limette

Zubereitung:
Cola ligth oder Cola Zero in kleinen Formen einfrieren.

Die entkernten Limetten schälen und anschließend ebenfalls in das Gefrierfach geben.

Ca 2 Stunden warten und dann in einen Mixer geben und mischen.

Dies ist eine ausgezeichnete Option, wenn du etwas erfrischendes, alkoholfreies auf einer Party haben willst.

Spargel Rolle

Zubereitungszeit: 10 Minuten
Schwierigkeitsgrad: Leicht
Zutatenliste für 1 Portion:
40g Quark, 1 Ei, 40g Käse gerieben, 2 Stangen Spargel
(Glas),

1 Scheibe Schinken

Zubereitung:

1. Das Ei, den Quark und den Käse zusammen in eine
Schüssel geben und zu einem glatten Teig verarbeiten.
Den Backofen vorheizen auf 180°C Umluft und ein
Backblech mit Backpapier auslegen.

2. Die Masse auf dem Backpapier verstreichen und für
15 Minuten im Ofen garen. Vor dem Belegen etwas
abkühlen lassen. Den Rucola waschen und abtropfen
lassen. Den Spargel abtropfen lassen. Die Rolle mit dem
Schinken und dem Spargel belegen und zusammen
rollen.

Nährwertangaben:
241.9 kcal, Kohlenhydrate 4.1g, Eiweiß 23.3g, Fett
14.0g

Waffeln

(pro Portion 280 kcal, 4,5 Gramm Kohlenhydrate)

Wer liebt sie nicht? Waffeln kann man sich aus kaum einem Haushalt wegdenken. Mit diesem Rezept lassen sich Waffeln zubereiten, die nur 4,5 Gramm Kohlenhydrate pro Stück haben und daher auch noch gut für die schlanke Linie geeignet sind.

Du brauchst:

4 Eier

eine Prise Salz

4 EL Kokosmehl

ein paar Tropfen Stevia (Menge je nach Geschmack)

1 TL Backpulver

eine Prise Vanille oder zwei Tropfen Vanillearoma

3 EL Milch oder Sahne

100 Gramm Butter

Trenne die Eier und schlage die Eiweiße mit der Prise Salz, bis sie steif sind. Nimm eine zweite Schüssel und mische die Eigelbe mit dem Kokosmehl, Stevia und dem Backpulver. Lass die Butter in einem Topf oder in der Mikrowelle schmelzen und gib sie zur Masse hinzu und rühre, bis alles eine homogene Masse ergibt. Füge nun die Milch und Vanille hinzu und rühre nochmal. Gib die steif geschlagenen Eiweiße hinzu und heben sie vorsichtig unter den Teig.

Backe die Waffeln in einem leicht geölten Waffeleisen aus.

Schaumomelett mit Quark-Dip

Zutaten für zwei Portionen: 4 Eier, 100g Magerquark, 4 EL Mineralwasser, 1 TL Xyliat, 1 TL Kokosöl, zwei Aprikosen und eine Prise Salz

Und so geht es: Zunächst die Eier trennen, das Eiweiß mit dem Salz steif schlagen und das Eigelb anschließend unterheben. Die Masse mit Kokosöl in einer Pfanne mit geschlossenem Deckel braten – diesen Vorgang zweimal wiederholen, sodass zwei Schaumomelette entstehen. Nun die Aprikosen waschen, entkernen und mit dem Quark, dem Xylit und dem Mineralwasser in einen Hochleistungsmixer geben. Das Ganze für 2-3 Minuten gründlich mixen, sodass eine sämige Masse entsteht. Die fertigen Schaumomeletts mit dem Quark-Dip servieren!

Ungefähre Nährwertangaben pro Portion: 230kcal, 3g Kohlenhydrate, 20g Eiweiß, 14g Fett

Nussmüsli auf Vorrat

Zutaten für 4 Portionen:
200 g gehackte Haselnüsse
200 g gehackte Walnüsse
200 g Sonnenblumenkerne
200 g Mandelblättchen
6 EL Kokosöl
5 TL Gewürze nach Belieben (Vanille, Zimt....)

Zubereitung:
Das Kokosöl schmelzen, Gewürze unterrühren, mit den restlichen Zutaten vermengen und auf ein Backblech verteilen. Bei 160 Grad ca. 10 Minuten rösten, einmal gut durchrühren und weitere 10 Minuten backen. In einen Vorratsbehälter füllen.

Omelette mit Flusskrebs-Schwänzen

Nährwerte:
- 226,7 kcal
- 23,8 Gramm Eiweiß
- 12,4 Gramm Fett
- 4,9 Gramm Kohlenhydrate

Für eine Portion benötigst du:
- 2 Eier
- 50 ml Milch
- 80 Gramm Flusskrebs-Schwänze
- 1 EL Dill gehackt
- 1/2 Zwiebel
- 1/4 Paprika
- 1 EL Olivenöl, Salz, Pfeffer

So bereitest du dieses Gericht zu:
Die Zwiebel klein schneiden und leicht im Öl andünsten. Die Eier mit der Milch, Salz und Pfeffer gut verquirlen und über die Zwiebeln gießen. Paprika klein geschnitten darauf geben. Sobald die Masse leicht stockt, kommen die Flusskrebs-Schwänze hinzu. Mit dem Dill bestreuen, einen Deckel auf die Pfanne geben und gut stocken lassen.

Knackige Gemüse-Spieße

Gemüse ist lecker und abwechslungsreich. Die Gemüse-Spieße sind ein Genuss für Vegetarier, Veganer und Low-Carber.

Zubereitungszeit: ungefähr 20 Minuten
Portionen: für 4 Portionen
Nährwerte: Kalorien (130 kcal); Kohlenhydrate (13 g); Eiweiß (13 g); Fett (4 g)

Zutaten:
- 16 kleine Tomaten
- 16 Champignons
- 1 Paprika
- 1 Räuchertofu
- 3 EL Chilisauce
- 1 EL Sojasauce
- 1 EL Limettensaft

Zubereitung:
1. Champignons waschen.
2. Tomaten ebenfalls waschen.
3. Paprika waschen, entkernen und klein schneiden.
4. Räuchertofu in mundgerechte Stücke schneiden.
5. Gemüse und Tofu abwechselnd auf Holzstäbchen aufspießen.
6. Gemüse-Spieße für ungefähr 10 Minuten in den Backofen geben.

7. Chilisauce, Sojasauce und Zitronensaft in eine Schüssel geben und gut verrühren.
8. Gemüse-Spieße mit dem Ergebnis bepinseln und servieren.

Tipp:
Bei den Gemüse-Spieße kann man mit verschiedenen Gemüsesorten spielen.

Kräftiger Eintopf für Herbst und Winter

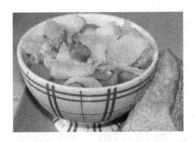

Natürlich ist Eintopf auch für warme Tage durchaus geeignet. Allerdings werden Eintöpfe meist sehr gerne in der kalten Jahreszeit gegessen. Dabei bietet sich auch für die Low Carb-Ernährung ein kräftiger Eintopf an. Für eine Portion braucht es die folgenden Zutaten:

➢ 20 g ungekochten Grünkern

➢ 400 ml Gemüsebrühe

➢ 1 Karotte

➢ 5 Rosenkohl

➢ ½ Paprika

➢ ½ Lauchstange

➢ 3 kleine Tomaten

➢ 30 ml Sahne

➢ Salz und Pfeffer

➢ Thymian

Zur Vorbereitung wird sich erst einmal dem Gemüse gewidmet. Der Rosenkohl wird gesäubert und in zwei Hälften geschnitten. Die Möhre wird ebenfalls von ihrer Haut befreit und dann in Streifen geschnitten. Beim Lauch werden einfach Ringe abgeschnitten und die Paprika gewürfelt. Damit ist schon einmal alles vorbereitet. Der Kohl kommt nun in den Thermomix und wird hier auf Stufe 4 für 5 Sekunden zerkleinert. Nun kommt das Gemüse in den Thermomix hinein. Dazu wird ein wenig Olivenöl eingegossen und alles auf Stufe 1 Varoma für 3 Minuten gedünstet. Im nächsten Schritt kommen die Gemüsebrühe, Salz und Pfeffer, Thymian sowie Grünkern dazu. Bei 100°C im Linkslauf auf Stufe 1 wird nun alles für 15 Minuten geköchelt. Zum Abschluss wird die Suppe noch mit der Sahne abgeschmeckt und bei Bedarf etwas stärker nachgewürzt.

Eine Portion enthält: 300 Kcal, 2,5 g Eiweiß, 31 g Fett, 19 g Kohlenhydrate

Kirsch-Kokos Joghurt mit Schoko

Kcal.: 455   Zubereitungszeit: 10 min.

ZUTATEN:

- ☐ 20 g Mandeln
- ☐ 40 g Kokos-Chips
- ☐ 20 g geraspelte Schokolade

- ☐ 200 g frische Kirschen
- ☐ 400 g Naturjoghurt
- ☐ Stevia nach Geschmack

ZUBEREITUNG:

- Die frischen Kirschen werden gewaschen, halbiert und entsteint. Bitte bewahren Sie einige davon für die spätere Garnitur auf.
- Die Kirschen in einen Mixer geben, mit dem Joghurt vermischen und sehr fein pürieren. • Die Mandeln grob hacken, dann mit der geraspelten Schokolade, den Kokos-Chips, einschließlich den übrig gelassenen Kirschen vermischen. Der Kirschjoghurt wird mit wenig Stevia abgeschmeckt und in Schüsseln angerichtet.
- Abschließend mit dem Mandel/Kokos/Kirsch Mix großzügig bestreuen und gekühlt servieren.

Gegrillte Hähnchenflügel mit Zitrone und Knoblauch

Zutaten für 4 Portionen

Zutaten:

- 16 Hähnchenflügel (ca. 460 g)
- 4 Knoblauchzehen, gepresst
- 3 EL Olivenöl
- 3 EL Zitronensaft
- Salz, Pfeffer

 Arbeitsaufwand: leicht

 Zubereitungszeit: ca. 30 Minuten

Portionsgröße: 4 Portionen

So wird´s gemacht:
1. Die Hähnchenflügel abspülen und trocken tupfen.
2. Das Olivenöl, Zitronensaft, Salz, Pfeffer und Knoblauch in eine größere Schüssel geben und gut miteinander verrühren. Die Hähnchenflügel dazu

tun und gut vermengen. Abgedeckt für min. 1 Stunden im Kühlschrank marinieren.
3. Die marinierten Hähnchenflügel auf dem heißen Grill für etwa 7-10 Minuten knusprig grillen.
4. Nach Belieben zu einem frischen Salat, Low Carb Brot oder BBQ-Sauce genießen.

Low- Carb Radieschen - Eiersalat

Zutaten für 4 Portionen:
Eine Prise Zucker
1 Salatgurke
6 EL Schlagsahne
12 Eier
4 EL Tomatenketchup
2 Prisen Salz
6 EL Mayonnaise
2 Bund Radieschen
2 Prisen Pfeffer

Zubereitung:
Kochen Sie die Eier hart, pellen Sie diese und schneiden Sie die Eier in Scheiben. Waschen Sie die Radieschen und die Salatgurke und schneiden Sie beides in dünne Scheiben. Geben Sie in eine Schüssel den Ketchup, die Mayonnaise und die Sahne und schmecken Sie alles mit Salz und Pfeffer ab. Geben Sie die geschnittenen Eier, die Radieschen und die Gurke in eine Salatschüssel und geben Sie Sahne - Ketchup - Mayonnaise Mischung darüber. Garnieren Sie den fertigen Salat mit Petersilie oder Schnittlauch.

Eiweißbrot mit Räucherlachs und Sahnemeerrettich

321,6 kcal | 31,2 Gramm Eiweiß | 22,9 Gramm Fett | 7,2 Gramm Kohlenhydrate

Zutaten:
- 1 EL geriebener Meerrettich
- 100 Gramm Räucherlachs
- 2 EL griechischer Joghurt
- 2 Scheiben Eiweißbrot
- etwas Dill zum Garnieren
- Himalaya Salz, Pfeffer

Zubereitung:
Meerrettich mit dem Joghurt vermischen und gut ziehen lassen.

Mit einer Prise Salz und Pfeffer den Lachs würzen.

Das Brot im Toaster zubereiten und den Lachs zusammen mit einem Klecks Sahnemeerrettich darauf drapieren. Mit etwas Dill garnieren - Guten Appetit!

Rucola Rolle

Zubereitungszeit: 10 Minuten
Schwierigkeitsgrad: Leicht
Zutatenliste für 1 Portion:
40g Quark, 1 Ei, 40g Käse gerieben, 80g Rucola, 1 Tomate

Zubereitung:

1. Das Ei, den Quark und den Käse zusammen in eine Schüssel geben und zu einem glatten Teig verarbeiten. Den Backofen vorheizen auf 180°C Umluft und ein Backblech mit Backpapier auslegen.

2. Die Masse auf dem Backpapier verstreichen und für 15 Minuten im Ofen garen. Vor dem Belegen etwas abkühlen lassen. Den Rucola waschen und abtropfen lassen. Die Tomate waschen und den Strunk entfernen, die Tomate klein hacken. Die Rolle belegen und zusammen rollen.

Nährwertangaben:
238.0 kcal, Kohlenhydrate 8.1g, Eiweiß 22.0g, Fett 12.3g

Chia Pudding – die Basis

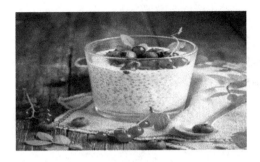

Zutaten für zwei Portionen: 200ml Milch (beispielsweise Mandelmilch, Cashewmilch oder Kuhmilch), 3 EL Chiasamen und Stevia nach Belieben

Und so geht es: Vermenge die Milch, die Chiasamen und das Stevia gründlich und stelle die Mischung über Nacht in den Kühlschrank. Am nächsten Morgen kannst du Früchte, Nüsse und Samen untermischen – Guten Appetit!

Nährwertangaben: Brennwert 130kcal, 5g Fett, 5g Protein, 5g Kohlenhydrate

Melonen Smoothie

Zutaten für 4 Portionen:
200 g Mangold
6 Blätter Basilikum
100 g Wassermelone
100 g Pfirsich
60 g Honigmelone
80 g Birne
60 ml Wasser

Zubereitung:
Packen Sie alle Zutaten zusammen mit dem Wasser in einen Mixer, mixen alles zusammen und teilen Sie den leckeren Smoothie auf vier Gläser auf. Am besten eiskalt genießen!

Geschmorte Hühnerkeulen in Tomatensauce

Nährwerte:
- 329,8 kcal
- 39,3 Gramm Eiweiß
- 14,6 Gramm Fett
- 5,8 Gramm Kohlenhydrate

Für eine Portion benötigst du:
- 2 Hühnerkeulen
- 2 Schalotten
- 2 Knoblauchzehen
- 1/2 Dose geschälte Tomaten ohne Zuckerzusatz
- 1 Chilischote
- Oregano
- Thymian, Salz, Pfeffer
- 2 EL Olivenöl

So bereitest du dieses Gericht zu:
Die Hühnerkeulen in einer beschichteten Pfanne im Öl anbraten. Zwiebel und Knoblauch fein hacken und mitbraten. Chili klein schneiden und dazugeben. Nun die Kräuter hinzufügen und mit den Tomaten aufgießen. Im Ofen bei 170° Celsius für 40 Minuten schmoren lassen. Vor dem Servieren mit Salz und Pfeffer abschmecken.

Chili sin Carne

Ein gutes Chili wird immer gerne gesehen. Die vegane Low-Carb-Cariante ist ganz ohne Fleisch.

Zubereitungszeit: ungefähr 45 Minuten

Portionen: für 2 Portionen

Nährwerte: Kalorien (435 kcal); Kohlenhydrate (60 g); Eiweiß (28 g); Fett (8 g)

Zutaten:

- 1 Paprika
- 1 Zwiebel
- 1 Knoblauchzehe
- 250 g Kidneybohnen
- 10 g Linsen
- 1 Dose Mais
- 1 Dose Tomaten
- 400 ml Gemüsebrühe
- 2 EL Tomatenmark
- 1 EL Öl
- etwas Chilipulver
- 1 Prise Salz
- 1 Prise Pfeffer

Zubereitung:

1. Knoblauchzehe schälen und klein hacken.

2. Zwiebel schälen und würfeln.

3. Olivenöl in einen Topf geben und erhitzen.

4. Knoblauch und Zwiebeln in den Topf geben und kurz andünsten.

5. Linsen beifügen.

6. Alles mit Gemüsebrühe und Tomaten ablöschen.

7. Mit Salz, Pfeffer, Tomatenmark und Chilipulver verfeinern.

8. Alles ungefähr 10 Minuten köcheln lassen.

9. Mais und Bohnen in den Topf geben und erneut für 30 Minuten köcheln lassen.

10. Gelegentlich umrühren.

Tipp:

Als Beilage empfiehlt sich Fladenbrot.

Der Gemüsesalat als Klassiker

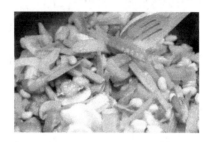

Gerade bei den vegetarischen Gerichten darf ein Gemüsesalat auf keinen Fall fehlen.

Bei Low Carb ist Gemüse eine hervorragende Wahl. Vor allem dann, wenn es sich um einen herzhaften Salat mit Kartoffeln handelt. Damit eine sättigende Portion entsteht, werden folgende Zutaten benötigt:

➤100 g Kartoffeln

➤35 g Blumenkohl

➤4 Schalotten

➤3 kleine Tomaten

➤1 Gewürzgurke

➤1 TL Gemüsebrühe

➤1 Knoblauchzehe

- ½ grüne Gurke

- 35 ml Wasser

- 1 hart gekochtes Ei

- 1 TL Olivenöl

- 1 TL Apfelessig

- Petersilie und Dill sowie Schnittlauch, alles frisch

- Zucker und Senf

Die Kartoffeln werden geschält und zusammen mit dem Blumenkohl sowie den Schalotten und dem Knoblauch in den Mixtopf gefüllt. Alles wird auf Stufe 5 für 10

Sekunden im Thermomix zerkleinert. Anschließend kommt es in den Varoma hinein.

Das Wasser wird mit der Gemüsebrühe zusammen in den Mixtopf gefüllt. Nun kommt der Varoma darauf. Anschließend wird alles für 30 Minuten bei Stufe 1 Varoma gegart.

Nun wird das Gemüse entnommen und in einer Schüssel zu Seite gestellt. Im nächsten Schritt werden die Essiggurke, die Gurke sowie die Tomaten ebenfalls in den Mixtopf gefüllt und auf Stufe 4 für 10 Sekunden zerkleinert. Nun kommt es in die Gemüseschüssel hinein. Im letzten Schritt wird das Ei in den Mixtopf getan und auf Stufe 4 für 3 Sekunden zerkleinert. Nun noch alles vermischen und würzen sowie die Kräuter mit in den Salat geben und schon ist alles fertig.

Eine Portion enthält: 95 Kcal, 1,5 g Eiweiß, 5,5 g Fett, 16 g Kohlenhydrate

Cappuccino-Creme Frühstück

Kcal.: 515   Zubereitungszeit: 10 min.

ZUTATEN:

☐ 75 ml Sahne   ☐ 20 g geraspelte
                            Schokolade

☐ 75 g Naturjoghurt   ☐ 2 TL lösliches Kaffeepulver

☐ 125 g   ☐ 1 EL Xucker
Mascarpone

ZUBEREITUNG:

* Bitte zuerst die Sahne steif schlagen.
* Im Anschluss wird der Naturjoghurt mit der Mascarpone, dem Kaffeepulver und dem Xucker vermischt.
* Heben Sie dann die steifgeschlagene Sahne sehr vorsichtig unter die entstandene Masse.
* Nun kann die Cappuccino-Creme in Gläser gefüllt und großzügig mit Schokoladenraspeln bestreut werden.
* Danach gut gekühlt servieren.

Fischpäckchen

Zutaten für 4 Portionen

Zutaten:

- 400 g Kabeljaufilets
- 400 g Lachsfilets
- 12 Garnelen, (ca. 220 g; küchenfertig und entdarmt)
- 150 g Frühlingszwiebeln
- 1 kleine rote Chili
- 4 Knoblauchzehen
- 4 Zweige Rosmarin
- 6 Stiele Thymian
- 1 Zitrone
- 2 EL Olivenöl
- Salz

Arbeitsaufwand: gering

Zubereitungszeit: ca.   1 Stunde

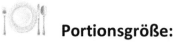

Portionsgröße: 4 Portionen

So wird´s gemacht:

1. Die Chili waschen und in feine Scheiben schneiden. Die Zitrone heiß abspülen und in etwa 1 cm breite Scheiben schneiden. Die Lauchzwiebeln putzen und in etwa 3-4 cm große Stücke schneiden. Thymian von den Stielen zupfen.
2. Die Fischfilets in jeweils 4 gleichgroße Stücke schneiden.
3. Nun je 4 Seiten Zeitungspapier und 2 Bögen Backpapier übereinanderlegen. Jeweils die ¼ des Fisches, der Garnelen, der Zwiebeln, der Chili, der Zitronenscheiben, des Knoblauchs und des Rosmarins darauf geben. Mit Thymian bestreuen, leicht salzen und mit etwas Oliven Öl beträufeln. Die Zutaten gleichmäßig auf 4 Päckchen verteilen.
4. Als erstes die Backpapierbögen über dem Fisch verschließen. Anschließend alles sorgfältig in dem Zeitungspapier einwickeln. Mit einem Küchenfaden umwickeln und verschließen.
5. Die fertigen Fischpäckchen in eine Schüssel mit kaltem Wasser legen, bis sich das Zeitungspapier mit Wasser vollgesogen hat.
6. Die nassen Fischpäckchen auf dem heißen Grill bei indirekter Hitze von jeder Seite etwa 15-20 Minuten grillen.

Low - Carb Gurkenschiffchen

Zutaten:
Salz und Pfeffer
1 Salatgurke
2 EL Wasser
Basilikum
250 g Magerquark
1/2 rote Paprika
4 Cherrytomaten
Pinienkerne

Zubereitung:
Halbieren Sie die Gurke und entkernen Sie diese.
Schneiden Sie die Kerne zusammen mit den Tomaten
und der Paprika in kleine Stücke. Verrühren Sie den
Magerquark mit dem Wasser zu einer cremigen Masse.
Schmecken Sie dies mit Salz und Pfeffer ab. Geben Sie
nun die Tomaten, die Paprika und die Gurkenkerne
hinzu und verrühren Sie alles gut. Füllen Sie diese
Masse in die Gurkenschiffchen. Rösten Sie die
Pinienkerne in einer Pfanne an und geben Sie diese
zusammen mit dem Basilikum über die fertigen
Gurkenschiffchen.

Leckere Frischkäsebällchen

562 kcal | 39,6 Gramm Eiweiß | 32,1 Gramm Fett |
21,4 Gramm Kohlenhydrate

Zutaten:
- 300 Gramm Frischkäse
- fein gehackte Kräuter (z.B.: Petersilie, Dill, Schnittlauch..)
- geschrotete Pfefferkörner
- fein gehackte Nüsse (Walnüsse, Cashew etc.)
- fein gehackte gelbe Paprika

Zubereitung:

Den Frischkäse zu kleinen Bällchen formen und diese in den verschiedenen Zutaten wälzen.

Die diversen Variationen geben dem Snack eine bunte Vielfalt und eignen sich super gut für eine Feier.

Fake Nudelsalat

Zubereitungszeit: 10 Minuten
Schwierigkeitsgrad: Leicht
Zutatenliste für 1 Portion:
1 Zucchini, 1 Karotte, 50ml Salatsoße, 1 Schafskäse, 1 Tomate

Zubereitung:

1. Die Zucchini waschen und durch einen Spiralschneider zu Nudeln schneiden. Die Karotte waschen das Grün entfernen und ebenfalls durch den Spiralschneider zu Nudeln schneiden.

2. Den Schafskäse in Stücke schneiden. Die Tomate waschen und den Strunk entfernen, die Tomate in Stücke schneiden.

3. Die Zutaten mit der Soße vermischen und kurz ziehen lassen.

Nährwertangaben:
317.7 kcal, Kohlenhydrate 12.4g, Eiweiß 20.6g, Fett 19.6g

Mousse aux Low Carb

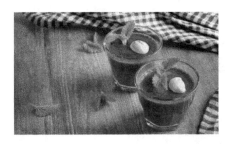

Zutaten für zwei Portionen: 250g Seidentofu, 150g
Zartbitterschokolade, 3 EL Xylit, 2 EL kalter Espresso
und 200g Erdbeeren

Und so geht es: Die Schokolade im Wasserbad oder in
der Mikrowelle schmelzen und anschließend mit dem
Seidentofu, dem Espresso und dem Xylit für 2-3
Minuten in einen Hochleistungsmixer geben. Die
fertige Mousse mit den gewaschenen Erdbeeren
servieren und genießen!

Ungefähre Nährwertangaben pro Portion: 300kcal, 9g
Kohlenhydrate, 8g Eiweiß, 12g Fett

Orangenaufstrich

Zutaten für 4 Portionen:
Wasser für die Gelatine
Orangenaroma
Gelatine
1/2 Orange
Flüssiger Süßstoff

Zubereitung:
Die Gelatine nach Packungsanweisung zubereiten.
Während die Gelatine quillt, die Orange schälen und
die Membranen entfernen. Danach kann das
Fruchtfleisch in kleine Würfel geschnitten und die
Kerne entfernt werden. Nun wird die geschnittene
Orange zu der Gelatine gegeben und mit etwas
Orangenaroma und Süßstoff abgeschmeckt. Die Masse
wird durch die Gelatine in einigen Stunden fester.
Danach kann vorsichtig Wasser hinzugefügt werden, bis
die gewünschte Marmeladenkonsistenz erreicht wird.

Frikadellen mit Blattspinat und Tomaten

Nährwerte:
- 540,4 kcal
- 33,6 Gramm Eiweiß
- 41 Gramm Fett
- 5,9 Gramm Kohlenhydrate

Für eine Portion benötigst du:
- 150 Gramm Hackfleisch (Rind oder Geflügel oder gemischt)
- 2 Schalotten
- 1 Knoblauchzehe
- 200 Gramm Blattspinat
- 4 Cocktail Tomaten
- Salz, Pfeffer
- 2 EL Olivenöl

So bereitest du dieses Gericht zu:
Eine Schalotte fein hacken und mit dem gehackten Fleisch vermengen. Salzen, pfeffern und zwei Patties formen. In einem EL Olivenöl von beiden Seiten braten. Den Blattspinat kurz blanchieren. Schalotte und Knoblauch hacken und in einem EL Olivenöl anschwitzen. Die halbierten Tomaten dazugeben. Mit dem Blattspinat vermengen. Durchschwenken und mit Salz und Pfeffer abschmecken.

Porridge mit Banane

Bei Porridge kann man sehr viel mit Zutaten und
Geschmacksrichtungen spielen. Die Porridge-
Variation mit Bananen versorgt Sie mit sehr viel
Proteinen und Energie.

Zubereitungszeit: ungefähr 10 Minuten
Portionen: für 1 Portion
Nährwerte: Kalorien (332 kcal); Kohlenhydrate (43 g);
Eiweiß (20 g); Fett (6 g)

Zutaten:
- 1 Banane
- 50 g Heidelbeeren
- 50 g Porridge
- 1 Prise Zimt

Zubereitung:
1. Porridge in eine Schüssel geben.
2. Alles mit Wasser übergießen und gut verrühren.
3. Banane schälen und in Scheiben schneiden.
4. Bananenscheiben in die Schüssel mit dem Porridge geben.
5. Mit Heidelbeeren und Zimt verfeinern und genießen.

Tipp:

Porridge lässt sich statt mit Obst auch mit Nüssen zubereiten.

Fischpfanne mit Gemüse

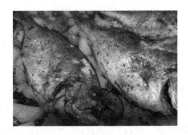

Die Fischpfanne mit Gemüse ist für jede Jahreszeit eine sehr gute Wahl. Sie ist besonders schmackhaft, macht satt und hält lange vor. Dabei bringt sie eine geringe Menge an Kalorien und Kohlenhydraten mit und ist auch noch gesund. Um eine Portion zusammenzustellen, werden die folgenden Zutaten benötigt:

➢1 EL Gemüsebrühe

➢175 g Seelachsfilet

➢130 g Brokkoli

➢1 TL Olivenöl

➢1 TL Zitronensaft

➢1 TL Mehl

➢1 TL Senf

≫1 TL Dill

≫1 TL Saucenbinder

≫2 EL Milch

≫1 EL Schmand

≫Salz und Pfeffer

Bei der Zubereitung wird damit begonnen, in den Mixtopf etwas Wasser, Gemüsebrühe sowie Salz zu geben und den Varoma-Behälter aufzusetzen. Hier kommt der Brokkoli hinein, der vorher gesäubert und in kleine Stücke geschnitten wurde. Der Seelachs wird auf den Brokkoli gelegt, der Varoma verschlossen und alles für 30

Minuten auf Stufe 1 Varoma gegart. Anschließend wird der Varoma an die Seite gestellt und der Brokkoli herausgenommen. Das Mehl und Olivenöl werden in den Mixtopf gegeben, der vorher geleert wurde. Nun wird beides für 30 Sekunden miteinander gemischt. Anschließend kommen Dill und Senf, Schmand sowie die Milch und der Saucenbinder mit hinein. Alles wird noch einmal gewürzt und nun auf Stufe 6 für 15 Sekunden miteinander verrührt. Nun wird der Thermomix auf Stufe 3

bei 100°C für 3 Minuten gestellt. Alles einmal zusammen aufkochen und die Soße über den Brokkoli geben. Dazu wird dann der Fisch auf einem Teller serviert.

Eine Portion enthält: 88 Kcal, 7 g Eiweiß, 3 g Fett, 6 g Kohlenhydrate

Szegediner Gulasch

Kcal.: 443   Zubereitungszeit: 30 min. + 90 min.
Schmorzeit

ZUTATEN:

- [ ] **150 g Schweinefleisch (aus der Schulter)**
- [ ] **150 g Rindergulasch**
- [ ] **40 g durchwachsener Speck**
- [ ] **2 Zwiebeln**
- [ ] **1 Zehe Knoblauch**
- [ ] **170 g Sauerkraut**
- [ ] **½ Bund Petersilie**
- [ ] **½ -1 TL Kümmel**

- [ ] 70 g Creme fraiche
- [ ] 170 ml Rinderbrühe
- [ ] etwas Wasser
- [ ] ½ EL Tomatenmark
- [ ] ½ TL Johannisbrotkernmehl
- [ ] rosenscharfes Paprikapulver
- [ ] Salz, Pfeffer

ZUBEREITUNG:

- Die Zwiebeln und die Knoblauchzehe schälen, danach die Zwiebeln in Scheiben schneiden, den Knoblauch fein hacken.
- Beide Fleischsorten bitte waschen, abtrocknen und in mundgerechte Würfel schneiden.
- Den Speck ebenfalls würfeln.
- Die Petersilie ggf. putzen, dann waschen und hacken.
- In einer geeigneten Pfanne werden jetzt zunächst die Speckwürfel ausgelassen und in diesem Fett die Zwiebelscheiben sowie der vorbereitete Knoblauch für etwa 5 Minuten mitgebraten.
- Rühren Sie gleich im Anschluss das Tomatenmark in die Pfanne ein und würzen Sie den Pfanneninhalt dann ausreichend mit Paprikapulver.
- Ist das Tomatenmark vollständig eingerührt, wird das Fleisch in die Pfanne gegeben, dieses mit Salz und Pfeffer gewürzt und auf das Fleisch das mit Kümmel gewürzte Sauerkraut geschichtet.
- Gießen Sie die Pfanne anschließend mit Rinderbrühe auf und lassen Sie das Gulasch bei geschlossenem Deckel und schwacher Hitze jetzt für mindestens 90 Minuten schmoren.
- Nach dem Garprozess bitte die Créme fraiche in den noch heißen Gulasch einrühren.
- Das Johannisbrotkernmehl mit etwas kaltem Wasser anrühren, zum binden in das Gericht gießen und

klümpchenfrei verrühren. Bitte ausreichend
gehackter Petersilie, Salz und Pfeffer abschmecken,
dann z.B. mit Blumenkohlreis (Rezeptidee S. !!!)
heiß servieren.

Gegrillte Forelle
Zutaten für 4 Portionen

Zutaten:

- 4 ganze Regenbogen Forellen (à ca. 350 g, küchenfertig)
- 30 g frische, krause Petersilie
- 2 Zitronen
- 2 EL Olivenöl
- Salz, Pfeffer

 Arbeitsaufwand: gering

 Zubereitungszeit: ca. 45 Minuten

Portionsgröße: 4 Portionen

So wird´s gemacht:
1. Die Forellen von innen und außen vorsichtig säubern und kalt abspülen. Mit einem Küchentuch vorsichtig trocken tupfen. Die Petersilie waschen, trocken schütteln und grob hacken.

2. Die Zitronen heiß abspülen. Eine Zitrone auspressen und die andere in feine Scheiben schneiden.
3. Die Forellen nun von innen leicht mit Zitronensaft beträufeln, mit Salz und Pfeffer würzen und die Bauchhöhle anschließend mit Zitronenscheiben und Petersilie füllen.
4. Den Fisch von außen ebenfalls mit Salz und Pfeffer würzen und dünn mit Olivenöl beträufeln.
5. Auf dem heißen Grill, einer Fischzange, oder auch in einem Alu-Grillschälchen für etwa 25 Minuten grillen, dabei immer wieder wenden.
6. Mit Gemüse oder Salat genießen.

Griechische Low - Carb Gemüsepfanne

Zutaten für 2 Portionen:
1 Knoblauchzehe
1 Zucchini
200 g Schafskäse
1EL Olivenöl
1 Zwiebel
1 Tomate, 3 Paprika
Salz

Zubereitung:
Hacken Sie die Zwiebeln klein und schneiden Sie die Tomaten in Würfel. Braten Sie beides in einer Pfanne mit Olivenöl an Waschen Sie die Paprika, entkernen Sie diese und schneiden Sie die Paprika zusammen mit der Zucchini in mundgerechte Stücke. Schälen und Schneiden Sie den Knoblauch und geben Sie diesen zusammen mit der Zucchini und der Paprika ebenfalls in die Pfanne, wenn die Zwiebeln bereits leicht bräunlich werden und das Tomatenwasser gut verdampft ist. Lassen Sie das Gemüse in der Pfanne garen. Schneiden Sie währenddessen den Schafskäse in kleine Würfel. Wenn das Gemüse in der Pfanne durchgegart und das ausgetretene Wasser vollständig verdampft ist, geben Sie die Schafskäse - Würfel ebenfalls in die Pfanne und lassen diese bei niedriger Temperatur schmelzen. Schmecken Sie zum Schluss alles mit Salz ab.

Spezial: Das Low Carb Power Eiweiß

149,8 kcal | 14,2 Gramm Eiweiß | 4 Gramm Fett | 12,9 Gramm Kohlenhydrate

Zutaten:
200 Gramm Magerjoghurt

1 Eiweiß

2 EL Quark

Saft einer Bio Limette

Süßstoff nach Belieben

Zubereitung:
Eiweiß steif schlagen.

Dann die restlichen Zutaten mit dem Pürierstab glatt rühren.

Anschließend vorsichtig mit dem Power Eiweiß vermischen. Die Masse kalt stellen bevor du schlafen gehst.

TIPP: Das Power Eiweiß verhindert Heißhungerattacken in der Nacht.

Sobald man wieder Gelüste verspürt, kann man diese Geheimwaffe nutzen.

White Smoothie

Zubereitungszeit: 5 Minuten
Schwierigkeitsgrad: Leicht
Zutatenliste für 1 Portion:
200ml Mandelmilch, 80g Mandelsplitter, 1 Banane, 1
TL Honig, 1 Prise Zimt

Zubereitung:

1. Die Banane schälen und halbieren.

2. Die Zutaten zusammen in einen Mixer geben und gut
pürieren.

Nährwertangaben:
656.2 kcal, Kohlenhydrate 46.6g, Eiweiß 21.9g, Fett
40.3g

Chia – Pudding

Zutaten für 4 Portionen:
1/2 TL Honig
100 ml Milch
1 TL Erdnussmus
100 g Quark
2 EL Chiasamen
80 g Himbeeren
10 g Cashewnüsse

Zubereitung:
Die Milch und den Quark zusammen verrühren.
Anschließend die Chiasamen, das Erdnussmus und den
Honig dazugeben und miteinander verrühren. Die
Masse in ein verschließbares Glas geben und über
Nacht quellen lassen. Am nächsten Tag wird das Glas
nochmals kräftig durchgerührt und de Beeren sowie die
Nüsse erden hinzugegeben. Der fertige Pudding kann
serviert werden.

Selleriesalat mit Mango

Nährwerte:
- 193,4 kcal
- 3,7 Gramm Eiweiß
- 10,2 Gramm Fett
- 19,2 Gramm Kohlenhydrate

Für eine Portion benötigst du:
- 100 Gramm Knollensellerie
- 2 Stangen Staudensellerie
- 1 EL Koriander
- 1 EL Petersilie
- Saft von 2 Bio Limetten
- 2 EL Olivenöl
- 1 Mango
- Salz, Pfeffer

So bereitest du dieses Gericht zu:
Knollensellerie in sehr feine Streifen schneiden oder
raspeln. Den Stangesellerie in feine Ringe schneiden.
Die Mango schälen, entkernen und würfeln. Alles
vermengen und mit dem Limettensaft und dem
Olivenöl marinieren. Mit Salz und Pfeffer abschmecken
und mit den Kräutern bestreuen.

Low-Carb-Salat mit Gemüse und Garnelen

Salat hat viele Gesichter. Der Salat mit Gemüse und Garnelen ist eine knackig-fische Delikatesse für die Mittagsstunden.

Zubereitungszeit: ungefähr 45 Minuten
Portionen: für 2 Portionen
Nährwerte: Kalorien (208 kcal); Kohlenhydrate (9 g); Eiweiß (27 g); Fett (6 g)

Zutaten:
- 3 Tomaten
- 250 g Garnelen
- 200 g Lauch
- 2 TL Senf
- 2 TL Öl
- 3 EL Essig
- 1 Prise Salz
- 1 Prise Pfeffer
- ein wenig Dill

Zubereitung:

1. Garnelen schälen.
2. Schale abwaschen und vorsichtig abtrocknen.
3. Garnelen vom Darm befreien, abwaschen und ebenfalls vorsichtig abtrocknen.

4. Lauch waschen, putzen und in hauchdünne Scheiben schneiden.
5. Garnelenschalen in einen Topf mit Wasser geben und kurz aufkochen.
6. Lauch und Garnelen ebenfalls in den Topf geben.
7. Topf abdecken und den Topfinhalt für ungefähr 4 Minuten dämpfen.
8. Tomaten waschen und klein schneiden.
9. Gurke waschen, abtrocknen, entkernen und ebenfalls klein schneiden.
10. Senf, Essig, Salz und Pfeffer in eine Schüssel geben und gut vermengen.
11. Öl beifügen und vorsichtig unterheben.
12. Dill abwaschen und vorsichtig abtrocknen.
13. Tomaten, Gurken, Lauch, Garnelen und Dressing in eine weitere Schüssel geben und gut vermengen.
14. Salzen und Pfeffern.
15. Salat auf Teller verteilen und mit Dill garnieren.

Tipp:

Der leichte Salat mit Gemüse und Garnelen ist insbesondere in den Sommermonaten ein Genuss.

Frisches Gemüse mit überbackenem Seelachs

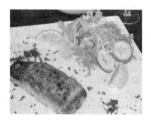

Frischer Seelachs ist eine sehr gute Mahlzeit zum Mittagessen. Zusammen mit Gemüse kann er aber auch am Abend gegessen werden. Da es sich bei diesem Rezept jedoch um überbackenen Seelachs handelt ist es besser, diesen zur Mittagszeit zu genießen. Er macht satt und hält auch lange vor. Um im Thermomix eine Portion zusammenstellen zu können, werden die nachfolgenden Zutaten gebraucht:

➢100 g frischer Seelachs

➢6 kleine Tomaten

➢300 g Blattspinat

➢½ Zitrone

➢1 EL Sahne

➢1 EL Margarine

➢1 Ei

➢1 EL Senf, scharf

➢1 EL Schnittlauch

➢Kräutersalz

➢Mozzarella

Die Tomaten werden gewaschen und kommen dann in
den Mixtopf. Hier werden sie für 5 Sekunden auf Stufe
5 kleiner gemacht. In der Zwischenzeit können Sie den
Ofen auf 180°C einstellen. Die Tomaten kommen nun
in eine Form und der Spinat wird gereinigt.
Anschließend kommt er auf die Tomaten und wird
verteilt. Gewürzt wird mit Salz und Muskat. Der Fisch
wird auf den Blattspinat gelegt. Der Mixtopf wird nun
mit den Zutaten gefüllt. Bis auf den Käse sowie die
Zitrone kommt alles hinein. Die Zitrone wird
ausgepresst und der Saft mit in den Mixtopf gegeben.
Für 30 Sekunden wird auf Stufe 2 alles miteinander
vermischt. Die Sauce wird über den Spinat und den
Fisch gegossen. Der Mozzarella wird in Scheiben
geschnitten und auf dem Auflauf

verteilt. Nun kommt alles in den Backofen und wird für
wenigstens 40 Minuten gebacken, damit der Fisch
durchgegart wird. Zwischendurch kann geschaut
werden, ob der Käse schon zerflossen ist. Wer es nicht
so knusprig mag, der kann auch nach der Hälfte der
Zeit den Auflauf abdecken.

Eine Portion enthält: 130 Kcal, 17 g Eiweiß, 6 g Fett, 8 g
Kohlenhydrate

Thunfischsteak mit Rosenkohl

Kcal.: 545   Zubereitungszeit: 25 min.

ZUTATEN:

- [ ]   600g   Rosenkohl
- [ ] 25 g Butter
  (tiefgefroren)

- [ ] 1 große Zehe Knoblauch
- [ ] 2 EL Olivenöl

- [ ] Saft einer ½ Zitrone
- [ ] geriebene Muskatnuss

- [ ] ½ Bund Petersilie
- [ ] Salz, Pfeffer

- [ ] 2 Thunfischsteak a 200 g (frisch oder tiefgefroren

ZUBEREITUNG:

- Der noch tiefgefrorene Rosenkohl wird in reichlich Salzwasser, für etwa elf bis zwölf Minuten bei mittlerer Hitze und geschlossenem Deckel bissfest gekocht. Anschließend den Kohl abgießen, abtropfen lassen und zurück in den noch heißen Topf geben. Jetzt die Butter hinzufügen und diese in dem garen Gemüse zerlaufen lassen.
- Die Petersilie gut waschen, ggf. putzen und sehr fein hacken. Danach werden die Rosenkohlröschen, bei

schwacher Hitze, für höchstens 2 Min. in der zerlaufenen Butter angeschwenkt und mit der gehackten Petersilie, Muskatnuss, Salz und wenig Pfeffer gewürzt. Bitte etwas durchziehen lassen.

- Die Knoblauchzehe schälen und in dünne Scheiben schneiden.
- Danach werden die Thunfischsteaks gründlich gewaschen und abgetrocknet.
- Waschen Sie ebenso die Zitrone und schneiden Sie diese, in kleine Schiffchen.
- In einer beschichteten Pfanne, wird gleich im Anschluss Olivenöl erhitzt und darin die vorbereiteten Knoblauchscheiben leicht angebraten.
- Wenn sich das Aroma des Knoblauch zu entfalten beginnt, legen Sie die Thunfischsteaks in die Pfanne und braten diese, auf beiden Seiten, für jeweils eine Minute. Unterbrechen Sie dann die Hitzezufuhr und lassen den Fisch, in der verbleibenden Resthitze, für weitere 2 Minunten garziehen.
- Mit Zitronensaft, Salz und Pfeffer würzen, neben dem Rosenkohl auf Tellern anrichten und heiß servieren.

Forellenpäckchen
Zutaten für 4 Portionen

Zutaten:

- 2 Forellen (à ca. 700 g, küchenfertig)
- ½ Bund Dill
- ½ Bund Basilikum
- ½ Bund Kerbel
- ½ Bund Schnittlauch
- 1 Knoblauchzehe
- 1 Zitrone
- 75 g Butter
- Öl
- Salz, Pfeffer

 Arbeitsaufwand: gering

 Zubereitungszeit: ca. 40 Minuten

 Portionsgröße: 4 Portionen

So wird´s gemacht:
1. Die Forellen kalt abspülen und trocken tupfen.

2. Die Zitrone heiß abspülen und in Scheiben schneiden. Die Kräuter putzen und grob hacken. Den Knoblauch schälen und pressen.
3. Den Knoblauch zusammen mit der Butter in eine Schüssel geben, gut vermengen und mit Salz und Pfeffer würzen.
4. Die Knoblauchbutter zusammen mit den Zitronenscheiben und der Hälfte der Kräuter in die Bauchhöhlen der Forellen verteilen.
5. Nun 2-3 Stücke Alufolie (in ausreichender Größe) mit etwas Öl bestreichen, die Forellen darauflegen und die Alufolie als Päckchen verschließen.
6. Auf dem heißen Grill von jeder Seite etwa 10 Min. grillen. Anschließend das Päckchen vorsichtig öffnen, mit den restlichen Kräuter bestreuen und genießen.

Express Champignon-Pfanne

Zutaten für 2 Portionen:
500 g Champignons, frisch
Gemüsebrühe
Olivenöl
Pfeffer
2 Bund Frühlingszwiebeln
250 g Frischkäse mit Kräutern
1 Knoblauchzehe

Zubereitung:
Zuerst schneiden Sie die geputzten Champignons in feine Scheiben. Knoblauch und Frühlingszwiebeln werden fein gehackt und zusammen mit den Champignonscheiben in einer heißen Pfanne mit etwas Olivenöl angebraten. Wenn das Gemüse goldbraun ist, gießen Sie etwas Gemüsebrühe hinzu und lassen Sie alles bei mittlerer Hitze etwas aufköcheln. Geben Sie nun den Frischkäse in die Pfanne und lassen Sie diesen kurz mit aufkochen bis Sie eine cremige Soße erhalten. Zum Schluss wird alles mit Salz und Pfeffer abgeschmeckt.

Mangold mit Hühnerbrust

228,6 kcal | 42,4 Gramm Eiweiß | 4,7 Gramm Fett | 1,3 Gramm Kohlenhydrate

Zutaten:
- 130 Gramm Hühnerbrust
- 1 rote Zwiebel
- 60 Gramm Austernpilze
- 1 TL indisches Currypulver
- 1 Knoblauchzehe
- Abrieb einer Bio Orange
- 100 Gramm Mangold
- 50 ml Brühe
- 1 TL kalte Butter
- etwas Öl zum Anbraten
- Himalaya Salz
- Pfeffer

Zubereitung:
Die Hühnerbrust mit dem Abrieb der Bio Orange, Salz und Pfeffer einreiben und kurz in wenig Öl anbraten. Anschließend auf kleiner Hitze unter mehrmaligem Wenden für 10 Minuten fertig garen.

Dann die Zwiebel und den Knoblauch klein schneiden und in der Pfanne anschwitzen, bis der Knoblauch zu duften beginnt.

In der Zwischenzeit die Austernpilze in mundgerechte Stücke und den Mangold in grobe Stücke schneiden und zu den Zwiebeln in die Pfanne geben. Mit gelbem Currypulver würzen und die Brühe dazu gießen. Das Ganze dann für ca. 3 Minuten dünsten lassen und mit Salz und Pfeffer abschmecken.

Zum Schluss die kalte Butter hinzugeben und servieren.

Green Smoothie

Zubereitungszeit: 5 Minuten
Schwierigkeitsgrad: Leicht
Zutatenliste für 1 Portion:
100g Spinat frisch, 1 Zitrone, 200ml Apfelsaft, 1 Apfel, 1 TL Honig

Zubereitung:

1. Den Spinat waschen und abtropfen lassen. Den Apfel schälen und den Strunk sowie das Kerngehäuse entfernen.

2. Die Zutaten zusammen in einen Mixer geben und gut pürieren.

Nährwertangaben:
216.6 kcal, Kohlenhydrate 39.3g, Eiweiß 4.3g, Fett 4.0g

Mandel – Brotaufstrich

Zutaten für 4 Portionen:
Etwas Stevia oder anderer Zuckerersatz
150 ml Sahne
50 g gemahlene Mandeln
60 g Butter
2 EL Kakaopulver

Zubereitung:
Die Butter in einem Topf zum Schmelzen bringen und
danach zum Abkühlen vom Herd nehmen.
Anschließend die Sahne, die Mandeln und dem
Kakaopulver in die geschmolzene Butter verrühren.
Zum Schluss mit Stevia oder einem anderen
Zuckerersatz abschmecken, und zum kompletten
Auskühlen in den Kühlschrank stellen.

Miesmuscheln in aromatischem Kokos-Sud

Nährwerte:
- 422,5 kcal
- 32,9 Gramm Eiweiß
- 22,1 Gramm Fett
- 19,3 Gramm Kohlenhydrate

Für eine Portion benötigst du:
- 500 Gramm Miesmuscheln mit der Schale
- 1/2 Zwiebel rot
- 1 Knoblauchzehe
- 1/2 Chili
- 1 cm von der Ingwer-Wurzel
- 1/2 Stange Zitronengras
- Saft einer Bio Limette
- 2 EL Koriander gehackt
- 1 EL Thymian fein gerebelt
- 1 EL Olivenöl
- 2 Frühlingszwiebel
- 150 ml Brühe
- 100 ml Kokosmilch
- Salz, Pfeffer

So bereitest du dieses Gericht zu:
Zwiebel und Knoblauch klein schneiden, Ingwer reiben und mit der gehackten Chili zusammen im Olivenöl anbraten. Die Miesmuscheln hinzugeben. Zitronengras,

Koriander und Thymian beifügen und mit dem Limettensaft ablöschen. Mit der Brühe aufgießen und die Kokosmilch einrühren. Deckel auf den Topf geben und für einige Minuten köcheln lassen. Mit Salz und Pfeffer abschmecken und vor dem Servieren mit der fein geschnittenen Frühlingszwiebel bestreuen.

Pikante Lauch-Suppe mit Möhren

Suppen werden insbesondere in den Wintermonaten gerne gegessen. Die Lauch-Suppe mit Chili und Möhren sorgt für die nötige Schärfe in der kalten Jahreszeit.

Zubereitungszeit: ungefähr 30 Minuten
Portionen: für 4 Portionen
Nährwerte: Kalorien (296 kcal); Kohlenhydrate (34 g); Eiweiß (5 g); Fett (12 g)

Zutaten:
- 2 Äpfel
- 1 Zwiebel
- 1 Chilischote
- 1 Zitrone
- 1 Lauch
- 800 g Möhren
- 15 g Petersilie
- 10 g Ingwer
- 4 EL Naturjoghurt
- 3 EL Öl
- 1 l Gemüsebrühe
- 1 Prise Salz
- 1 Prise Pfeffer

Zubereitung:

1. Äpfel waschen, schälen, entkernen und klein schneiden.
2. Zwiebel ebenfalls schälen und würfeln.
3. Chilischote waschen, putzen und klein hacken.
4. Möhren ebenfalls waschen, schälen und würfeln.
5. Öl in einen Topf geben und erhitzen.
6. Zwiebelwürfel, Ingwer, und etwas Chili in die Pfanne geben und für wenige Minuten anbraten.

7. Möhren und Äpfel beifügen und ebenfalls kurz anbraten.
8. Alles mit Gemüsebrühe ablöschen.
9. Ungefähr 15 Minuten köcheln lassen.
10. Lauch putzen, waschen und in hauchdünne Scheiben schneiden.
11. Öl in eine weitere Pfanne geben und erhitzen.
12. Lauch darin kurz anbraten.
13. Petersilie waschen und klein hacken.
14. Gemüsesuppe mit Salz und Zitronensaft verfeinern und unter Beihilfe eines Handmixers zu Püree verarbeiten.
15. Suppe auf Teller verteilen und mit Lauch, Petersilie, Chili und etwas Joghurt anrichten.

Tipp:
Die Lauch-Suppe mit Möhren schmeckt nicht nur im Winter.

Gemüse-Hähnchen mit Mozzarella angereichert

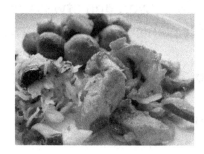

Hähnchen ist ein sehr beliebter Eiweiß-Lieferant und schmeckt, mit Gemüse kombiniert, besonders gut. Das Gemüse-Hähnchen mit Mozzarella angereichert hat das Zeug zu einem echten Lieblingsgericht und kann nicht nur zum Mittag, sondern auch am Abend genossen werden. Um eine Portion mit Hilfe des Thermomix zu kochen, werden die folgenden Zutaten benötigt:

≫150 g frisches Hähnchenfleisch

≫60 g frischer Spinat

≫40 g Mozzarella

≫60 ml Milch

≫Parmesan

- 1 TL Butter

- 1 kleine Tomate

- 1 kleine Zwiebel

- 1 TL Mehl

- 300 ml Tomatenpassata

- 1 Bund Suppengemüse

- 1 Knoblauchzehe

- ½ Zucchini

- 30 ml Rotwein

- Majoran und Oregano, Thymian und Lorbeerblätter, Muskat

- Salz und Pfeffer

Die Zucchini wird gewaschen, geschnitten und im Mixtopf kurz zerkleinert.

Anschließend kommt sie in eine kleine Schale. Nun werden das Suppengemüse sowie die Zwiebel und der Knoblauch gereinigt, geschnitten und in den Mixtopf gegeben.

Auf Stufe 5 wird alles für wenige Sekunden zerkleinert und anschließend bei einer Temperatur von 110° C auf Stufe 2 gedünstet. Das Hähnchen wird gesäubert, in

119

kleine Stücke geschnitten und anschließend hinzu gegeben. Auf Stufe 1 und bei 120° C wird es nun gegart. Nach zehn Minuten kommt der Spinat mit in den Topf und der Thermomix wird auf Stufe 1 sowie 100° C gestellt. Für insgesamt 20 Minuten wird alles zusammen gegart. Nun kommen in den Mixtopf die Gewürze Salz und Pfeffer sowie Muskat und Parmesan nach eigenem Geschmack dazu. Alles wird miteinander vermengt. Auf dem Herd wird in einem Topf die Butter geschmolzen und eine Mehlschwitze gemacht. Durch Ablöschen mit der Milchentsteht eine cremige Béchamel-Soße. Diese wird mit Gewürzen sowie Parmesan abgeschmeckt. Der Ofen

wird auf Ober- und Unterhitze eingestellt und auf 200° C vorgeheizt. Das Gemüse mit dem Hähnchen und der Béchamel-Soße wird in eine Auflaufform gefüllt. Zum Abschluss kommt in Scheiben Mozzarella darauf und alles wird für 20 Minuten im Ofen überbacken.

Eine Portion enthält: 123 Kcal, 13 g Eiweiß, 7 g Fett, 11 g Kohlenhydrate

Gefüllte Champignons

Kcal.: 612   Zubereitungszeit: 20 min.

ZUTATEN:

☐   500 g Champignons ☐   150 g Parmesankäse

☐   1 Zehe Knoblauch ☐   1 Zehe Knoblauch

☐   150 g Frischkäse ☐   1 Frühlingszwiebel

☐   1 Bio Zitrone
　　　　　　　　　　　☐   **Muskatnuss**

☐   2 EL Olivenöl ☐   Salz, Pfeffer

ZUBEREITUNG:

- Den Champignons bitte die trockenen Stielenden abschneiden, die Pilze putzen und gut waschen. Dann werden die Stiele vorsichtig herausgedreht, fein gehackt und zur späteren Verwendung aufbewahrt.
- Legen Sie nun ein Backblech mit Backpapier aus und platzieren Sie darauf die Pilzköpfe.
- Jetzt wird der Knoblauch geschält und fein gehackt. Die Frühlingszwiebel putzen, waschen und in dünne Ringe schneiden. Die Petersilie wird ebenfalls geputzt, sauber gewaschen, trocken geschüttelt und

anschließend fein gehackt. Bitte reiben Sie den Parmesankäse.

- Die Zitrone mit sehr heißem Wasser abwaschen, danach abtrocknen und die gesamte Schale vorsichtig abreiben.
- Im Anschluss erhitzen Sie in einer geeigneten Pfanne Öl und braten darin die Frühlingszwiebeln, Pilzstiele und den Knoblauch für etwa 2 Minuten an.
- Gleich darauf den Frischkäse in die Pfanne geben und diesen gründlich einrühren. Nun wird der Topfinhalt mit dem Zitronenabrieb gewürzt und kräftig mit Muskatnuss, Salz und Pfeffer abgeschmeckt.
- Den Ofen bitte auf 200°C Umluft vorheizen.
- Die entstandene und noch warme Füllung wird nun vorsichtig in die ausgehöhlten Pilzköpfe gefüllt und mit dem geriebenen Parmesankäse großzügig bestreut.
- Die Pilzköpfe sollen nun auf der mittleren Schiene des Ofens für etwa 15-20 Minuten backen. Nach dem Backvorgang werden die gefüllten Champignons mit gehackter Petersilie garniert, appetitlich auf Teller angerichtet und serviert.

Kretische Hackfleischsuppe

Kcal.: 435   Zubereitungszeit: 30 min.

ZUTATEN:

- ☐ 125 g Feta Käse
- ☐ 125 g Rinderhackfleisch
- ☐ 1 Zwiebel
- ☐ 1 Zehe Knoblauch
- ☐ 1 rote Paprika
- ☐ 1 Zweig Basilikum
- ☐ 1 Zweig Thymian
- ☐ ¼ Bund Schnittlauch

- ☐ 350 ml Gemüsebrühe
- ☐ 1 EL Olivenöl
- ☐ ½ EL Dinkelvollkornmehl
- ☐ 30 g Ajvar (Paprikapaste)
- ☐ 1 TL Paprikapulver scharf
- ☐ 1 TL Paprikapulver edelsüß
- ☐ Salz, Pfeffer

ZUBEREITUNG:

- Den Knoblauch und die Zwiebel schälen, dann beide Knollen fein hacken.
- Die Paprikaschoten bitte putzen, gründlich waschen, das Kerngehäuse entfernen und die Frucht anschließend in kleine Würfel schneiden.

123

- Erhitzen Sie nun in einem geeigneten Topf, nur wenig Öl und braten darin, bei starker Hitzezufuhr, das Hackfleisch krümelig, braun an. Das Fleisch wird zum Abschluss mit scharfem und edelsüßem Paprikapulver sowie Salz und Pfeffer gewürzt, dann aus dem Topf genommen und zur späteren Verwendung aufbewahrt.
- In dem restlichen Olivenöl braten Sie jetzt die Knoblauch- und Zwiebelwürfel glasig an und geben danach die vorbereitete Paprika mit in den Topf. Bitte alles gut durchmischen und für eine Minute dünsten lassen.
- Stäuben Sie im Anschluss vorsichtig das Dinkelvollkornmehl in den Topf ein und rühren Sie dieses dann langsam unter die Gemüsemasse. Nun für 1 bis 2 Min. anschwitzen lassen.
- Gleich danach wird mit Gemüsebrühe aufgefüllt und der Topfinhalt für 15 Min. zum köcheln gebracht.
- In dieser Zeit waschen und putzen Sie den Schnittlauch, welcher anschließend in dünne Röllchen geschnitten wird. Der Thymianzweig und das frische Basilikum werden ebenfalls gewaschen, trocken geschüttelt, die Kräuterblättchen vom Stiehl gelöst und nur diese fein gehackt. Die Schnittlauchröllchen und gehackten Kräuter gut miteinander vermischen.
- Den Fetakäse bitte in Würfel schneiden und diese in der hergestellten Kräutermischung wälzen. Bitte geben Sie nun gut 100 g Fetakäse und die Ajvar Paste in die Suppe, welche nach deren Auflösung,

cremig, glatt püriert werden soll. • Gleich
anschließend das gebratene Hackfleisch unter die
Suppe rühren und diese jetzt erneut erwärmen. Mit
Salz und Pfeffer würzen.

- Die Suppe für weitere fünf Min. köcheln lassen,
dann auf Tellern anrichten, mit den Fetawürfeln und
etwas Schnittlauch garnieren, dann heiß und mit
Weißbrot gereicht servieren.

Halloumi mit buntem Grill-Gemüse

Zutaten für 4 Portionen

Zutaten:

- 400 g Halloumi
- 160 g grüner Spargel
- 160 g Aubergine
- 160 g Zucchini
- 4 Frühlingszwiebel
- 2 Tomaten
- 2 Zweige Rosmarin
- 2 TL Thymian
- 4 Knoblauchzehe
- 8 EL Olivenöl
- Salz, Pfeffer

Arbeitsaufwand: gering

Zubereitungszeit: ca.   2,5 Stunden

Portionsgröße: 4 Portionen

So wird´s gemacht:

1. Die Rosmarinnadeln und Thymianblätter abzupfen und fein hacken. Den Knoblauch schälen, pressen und zusammen mit Rosmarin und Thymian in eine kleine Schüssel geben. Etwas Salz, Pfeffer und das Öl hinzugeben und alles gut miteinander verrühren.
2. Den Halloumi in ca. 3 cm breite Stücke teilen. Den Spargel schälen und die unteren Enden abschneiden. Die Aubergine und die Zucchini putzen und der Länge nach in ca. ½ cm dicke Scheiben schneiden.
3. Die Frühlingszwiebel putzen und schräg in ca. 3 cm lange Stücke schneiden. Die Tomate waagerecht halbieren.
4. Die Kräuter-Marinade über den Halloumi und das Gemüse geben und für mindestens 2 Stunden marinieren.
5. Anschließend das Gemüse und den Käse auf dem Grill goldbraun grillen und nach Belieben noch einmal mit etwas Salz und Pfeffer würzen.

Tomaten-Käse-Omelett

Zutaten für 1 Portion:
Etwas geriebenen Käse
Salz, Pfeffer
½ TL Zitronensaft
1 Tomate
2 Eier
1 TL Butter
Muskat
Schnittlauch

Zubereitung:
Verquirlen Sie zuerst die Eier mit dem Zitronensaft und den Gewürzen bis Sie eine homogene Masse haben. Schneiden Sie die Tomate in kleine Würfel und geben Sie die Eimasse in eine heiße Pfanne mit geschmolzener Butter. Lassen Sie die Eier bei mittlerer Temperatur stocken bis das Omelette an der Oberseite fest wird. Nun verteilen Sie den Käse und die Tomaten darauf und es kann angerichtet werden!

Nürnberger Schweine-Schäufele

306,9 kcal | 24 Gramm Eiweiß | 22,5 Gramm Fett | 2 Gramm Kohlenhydrate

Zutaten:
- 500 Gramm Schweins-Schäufele mit Knochen
- 150 Gramm Wurzelgemüse bestehend aus Lauch, Sellerie, Möhre, Zwiebel, Rosmarin
- Thymian
- ½ TL Tomatenmark
- ½ TL Kümmel gemahlen
- 2 Wacholderbeeren
- 1 Lorbeerblatt
- 2 Knoblauchzehen
- 200 ml Fleischbrühe
- Himalaya Salz
- Pfeffer

Zubereitung:
Zuerst die Schwarte in Rautenform einschneiden. Dann salzen und pfeffern und anschließend gut einreiben. Damit sich das Fett vom Fleisch löst, die Schwartenseite in einer Pfanne ohne Öl oder Fett scharf anbraten. Nun von allen Seiten anbraten und aus der Pfanne nehmen.

Als nächstes wird das Wurzelgemüse grob geschnitten und im ausgelassenen Fett angeröstet.

Anschließend Tomatenmark dazugeben und mit der Brühe ablöschen. Jetzt die Gewürze, Kräuter und Knoblauch dazugeben und mehrmals umrühren.

Alles in eine Auflaufform füllen, die Knochenseite des Fleisches nach oben darauflegen. Bei 170° Celsius im Ofen für 30 Minuten garen. Nach den 30 Minuten wird das Fleisch gewendet und für weitere 40 Minuten gebraten. Dadurch entsteht eine knusprige Schwarte.

Zum Schluss noch die Wurzelgemüse-Sauce durch ein Sieb geben und mit etwas

kalter Butter montieren. Mit dem Fleisch servieren und genießen.

Kaiserschmarren

Zubereitungszeit: 10 Minuten
Schwierigkeitsgrad: Leicht
Zutatenliste für 1 Portion:
2 Eier, 30g Mandelmehl, 40g Vanille Pudding, 130ml Mandelmilch

Zubereitung:

1. Die Zutaten zusammen in eine Schüssel geben und gut vermischen.

2. Den Teig in eine heisse Pfanne mit etwas Öl geben und zu Kaiserschmarren braten. Wenn der Teig sich unten an der Pfanne festigt ihn Stückweise zusammen schieben und das solange wiederholen bis Goldbraune Stücke zu Kaiserschmarren fertig gegart sind.

Nährwertangaben:
410.9 kcal, Kohlenhydrate 43.6g, Eiweiß 25.0g, Fett 13.9g

Birnen-Rotkraut-Salat

Zutaten für 4 Portionen:
1 Birne
1 kleines Stück Ingwer
1 TL Rohrzucker
100 ml Holundersaft
1-2 EL Rosinen
100 ml Portwein
400 g Rotkohl
1 TL Balsamico-Essig, rot
1 EL Gänseschmalz
Zimt, Anis
Fenchel, Nelke
Salz, Pfeffer

Zubereitung:
Schneiden Sie den Strunk vom Rotkraut ab und
schneiden oder hobeln Sie das Rotkraut in feine
Streifen. Jetzt schälen Sie die Birne, entfernen das
Kerngehäuse, vierteln diese und schneiden diese in
feine Scheiben. Anschließend schälen Sie den Ingwer
und schneiden ihn ebenfalls in sehr feine Stücke.
Setzen Sie nun den Portwein, zusammen mit dem
Holundersaft, dem Ingwer, dem Rohrzucker und den
Rosinen auf und lassen Sie das Ganze aufkochen.
Geben Sie das Rotkraut und das Schmalz dazu und
lassen Sie alles für 20 bis 30 Minuten leicht köcheln.
Nun füllen Sie alles in eine Schüssel, geben je eine
Messerspitze Fenchel, Nelke, Anis, Zimt, Salz und

Pfeffer dazu und verrühren alles vorsichtig. Zum Schluss heben Sie die Birnenscheiben und den Essig unter den Krautsalat. Der Salat passt perfekt zu einem herzhaften Stück Fleisch und kann sowohl kalt als auch warm genossen werden.

Ruck-zuck Putensalat

Nährwerte:
- 216,2 kcal
- 20,6 Gramm Eiweiß
- 11,8 Gramm Fett
- 5,3 Gramm Kohlenhydrate

Für eine Portion benötigst du:
- 100 Gramm Blattsalate
- 2 EL Olivenöl
- Saft von 2 Bio Limetten
- 120 Gramm Putenbrust
- 3 Cocktail Tomaten
- 1/4 Salatgurke
- 1/4 Paprika gelb
- Salz, Pfeffer
- Kräuter zum Bestreuen

So bereitest du dieses Gericht zu:
Die Pute in einer beschichteten Pfanne ohne Öl
knusprig braten und in Streifen schneiden. Aus dem
Olivenöl, dem Limettensaft, den Kräutern, Salz und
Pfeffer eine Marinade zaubern. Tomaten, Gurke und
Paprika klein schneiden, mit dem Salat und den
Putenstreifen vermengen und marinieren. Diesen Salat
kannst du ebenfalls wunderbar zur Arbeit mitnehmen.
Am besten nimmst du die Marinade extra in einem

dichten Shaker mit und marinierst den Salat erst kurz
vor dem Essen.

Geröstete Nüsse mit Chili

Nüsse sind ein begehrter Snack für Zwischendurch. Das Chili-Aroma sorgt für die nötige Würze.

Zubereitungszeit: ungefähr 15 Minuten
Portionen: für 6 Portionen
Nährwerte: Kalorien (390 kcal); Kohlenhydrate (4 g); Eiweiß (15 g); Fett (34 g)

Zutaten:

- 1 Eiweiß
- 140 g Mandeln
- 130 g Sonnenblumenkerne
- 100 Paranusskerne
- etwas Chilipulver
- etwas Paprikapulver
- 1 Prise Salz

Zubereitung:

1. Fritteuse vorbereiten.
2. Eiweiß in eine Schüssel geben und mit Salz, Chili- und Paprikapulver würzen.
3. Alles gut vermengen.
4. Nüsse beifügen und vorsichtig untermengen.

5. Nüsse für ungefähr 10 Minuten bei 180° Celsius in die Fritteuse geben.

Tipp:

Alternativ können Sie die Nüsse auch im Backofen zubereiten.

Feine Erbsen-Paprika-Soße mit Hähnchen

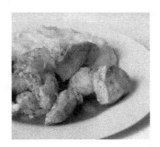

Eine kleine Erinnerung an die Vergangenheit ist dieses Gericht. Die Soße aus Erbsen und Paprika wurde in vielen Kantinen angeboten und hatte einen besonderen Geschmack. Diese Kindheitserinnerung kann nun wieder aufleben, denn mit dem Gericht gibt es eine optimale Ergänzung rund um die Low Carb-Ernährung. Frisches Hähnchenfilet zusammen mit der Soße sättigt gut und schmeckt hervorragend. Um im Thermomix eine Portion zubereiten zu können, braucht es die nachfolgenden Zutaten:

≫100 g Hähnchenbrustfilet

≫30 ml Sahne

≫30 ml Gemüsebrühe

≫500 ml Tomatenpaprika im Glas

≫30 g frische Erbsen

≫1 TL Olivenöl

➤Etwas Speisestärke

➤Frischer Schnittlauch

➤Salz und Pfeffer

Das Hähnchen wird gewaschen und in Streifen geschnitten. Es kommt mit etwas Öl in eine heiße Pfanne und wird scharf angebraten. Dazu wird es nach Belieben mit Salz und Pfeffer gewürzt. Das Glas mit den Tomatenpaprika wird geöffnet und die Flüssigkeit aus dem Glas entfernt. Die Tomatenpaprika kommen nun in den Mixtopf und werden auf Stufe 5 für 10 Sekunden zerkleinert. Anschließend kommen die Sahne

und die Brühe sowie das Hähnchen mit in den Topf. Nun wird auf Stufe 3 und bei 100° C alles gegart für fünf Minuten. Ein Teelöffel Speisestärke wird mit Wasser vermengt, bis eine glatte Masse entsteht. Diese kommt in den Mixtopf. Die Erbsen werden gereinigt und ebenfalls dazu gegeben. Der Schnittlauch kommt abgewaschen in den Mixtopf. Für zwei Minuten wird alles nun auf Stufe 2 bei 100° C gekocht und anschließend auf dem Teller serviert.

Eine Portion enthält: 290 Kcal, 25 g Eiweiß, 27 g Fett, 8 g Kohlenhydrate

Rindfleischsalat

Kcal.: 315   Zubereitungszeit: 25 min.

ZUTATEN:

- ☐ 150 g Mais (Konserve)
- ☐ 1 Schalotte
- ☐ 1 kleine Spitzpaprika
- ☐ 2 große grüne Paprika
- ☐ ½ Limette
- ☐ 175 g Rinderhack

- ☐ 125 g Naturjoghurt (3,5% Fett)
- ☐ ½ EL Sonnenblumenöl
- ☐ 2 EL Olivenöl
- ☐ 1 Prise Xucker
- ☐ 1 Prise Cayennepfeffer
- ☐ Salz, Pfeffer

ZUBEREITUNG:

- Das Hackfleisch in einer Pfanne mit heißem Öl vollständig durchbraten und anschließend stark mit Salz, Pfeffer und Cayennepfeffer würzen.

- Den Dosenmais abgießen, dann die Körner mit klarem Wasser gründlich abspülen und abtropfen lassen.
- Die grünen und die Spitzpaprika gut waschen, das Kerngehäuse restlos entfernen, die Früchte ggf. putzen und (je nach Größe) in Viertel oder Achtel teilen. Die Spitzpaprika wird in dünne Ringe geschnitten, die grünen Paprikaviertel werden gesalzen (nur Innenseite) und in heißem Olivenöl, bei mittlerer Hitze appetitlich braun gebraten, bis die Schalen Blasen treiben. Nun die Hitzezufuhr unterbrechen und die Paprika einige Minuten abkühlen lassen. Danach in mundgerechte Stücke teilen und dem Salat hinzufügen.
- Der grüne Salat wird gewaschen, etwas abgetrocknet und danach in schmale Streifen geschnitten.
- Die Zwiebel schälen und in dünne Streifen schneiden.
- Bitte jetzt eine halbe Limette auspressen und den gewonnenen Saft mit dem Naturjoghurt, dem Xucker, Salz und Cayennepfeffer gründlich vermischen. Danach wird die Flüssigkeit über den vorbereiteten Salatzutaten ausgegossen und mit diesen vermengt.
- Den Salat einige Minuten durchziehen lassen, auf Tellern anrichten und servieren.

Falsche Bandnudeln mit Tomatensauce

Zutaten:
Oregano
1 Zucchini
Olivenöl
2 Tomaten
Salz und Pfeffer
2 EL Wasser
2 TL Frischkäse
3 EL Tomatenmark

Zubereitung:
Waschen Sie als erstes die Zucchini und schneiden Sie diese in feine Streifen. Hierfür eignet sich ein Sparschäler besonders gut. Waschen Sie die Tomaten, entfernen Sie den Strunk und schneiden Sie diese in kleine Würfel. Lassen Sie das Olivenöl in einer Pfanne heiß werden und geben Sie die Zucchinistreifen hinzu. Lassen Sie diese für ca. 5 Minuten anbraten und mischen Sie anschließend die Tomatenwürfel unter und geben Sie etwas Wasser hinzu. Zum Schluss heben Sie noch das Tomatenmark und den Frischkäse in die Pfanne und schmecken alles mit den Gewürzen ab. Lassen Sie alles für weitere 5 Minuten leicht köcheln. Danach können die falschen Spagetti serviert werden.

Walnüsse in Pastinaken-Cremesuppe

Zutaten:
- 60 Gramm Pastinaken-Wurzel (ähnelt einer Petersilienwurzel,
  ist nur etwas dicker)
- ½ Zwiebel
- 200 ml Brühe
- Himalaya Salz
- Pfeffer
- Thymian
- Spitzer Essig
- 1 Messerspitze Kümmel gemahlen
- 2 EL Walnussöl
- 1 EL Walnüsse gehackt
- 30 ml Sahne

Zubereitung:
Die Zwiebel und die gewürfelte Pastinake in Walnussöl anbraten.

Anschließend mit Essig ablöschen und mit der Brühe aufgießen. Alles mit Salz, Pfeffer, Thymian und Kümmel würzen.

Die Pastinake kochen bis sie weich ist. Dann bindest du die Suppe mit der Sahne ab und pürierst sie cremig.

Nun müssen noch die Walnüsse in einer beschichteten Pfanne geröstet und vor dem Servieren über die Suppe gestreut werden.

Low Carb Hackfleisch-Burger

Zutaten für 3 Burger:
25 g Sesamkörner
700 g Rinderhackfleisch
3 Eigelb, 3 Eiweiß, steif geschlagen
85g Frischkäse, etwas Backpulver
etwas Salz, Paprikapulver
2 Gewürzgurken
30 ml Ketchup, light
2 Tomaten
20 ml Worcester Sauce

Zubereitung:
Heizen Sie den Ofen auf 150 Grad (Ober- und Unterhitze) vor. Trennen Sie währenddessen die Eier voneinander und schlagen Sie das Eiweiß mit Backpulver in einer Schüssel steif. Verrühren Sie in einer weiteren Schüssel das Eigelb mit Frischkäse und Salz zu einer cremigen Masse und rühren Sie den Eischnee darunter. Verteilen Sie nun 6 große Kleckse dieser Masse auf ein mit Backpapier ausgelegtes Backblech. 3 davon bestreuen Sie gleichmäßig mit Sesamkörner und backen alles für 40 Minuten. In dieser Zeit vermengen Sie das Hackfleisch, die Zwiebeln, Salz, Pfeffer, Paprikapulver und etwas

Worcester Sauce miteinander und formen daraus 3 flache, runde Scheiben. Braten Sie das Hackfleisch und legen Sie es anschließend auf die Brötchen. Zum Schluss bestreichen Sie das Hackfleisch mit etwas Light-Ketchup, belegen es mit Gurken- und Tomatenscheiben und klappen den Burger mit den Sesamhälften zu.

Frozen- Joghurt, leicht, erfrischend und absolut Low Carb

Frozen- Joghurt liegt nicht nur im Trend, es ist auch ein sehr gesundes Dessert, dass du während deiner Low Carb- Diät ohne schlechtem Gewissen naschen darfst. Natürlich solltest du es auch damit nicht übertreiben, aber gegen ein Frozen- Joghurt ab und zu ist garantiert nichts einzuwenden.

Nährwerte:
- 246,6 kcal
- 14,8 Gramm Eiweiß
- 12,4 Gramm Fett
- 16,8 Gramm Kohlenhydrate

Für eine Portion benötigst du:
- 250 Gramm Joghurt
- Saft einer Bio Limette
- Süßstoff oder Xylit/Xucker
- 1 Eiklar
- 2 EL Sahne
- 50 Gramm Cranberries

So bereitest du dieses Gericht zu:
Das Joghurt mit Limettensaft, Sahne und Süßstoff glatt rühren. Das Eiklar zu einem steifen Schnee schlagen und unterheben. Die Beeren im Ganzen untermischen

und alles in einem Gefäß einfrieren. Nach etwa 4 Stunden aus dem Tiefkühler nehmen und im Standmixer zu einem cremigen Frozen- Joghurt verarbeiten. Du kannst die Beeren ganz weglassen oder auch durch sämtliche Früchte deiner Wahl ersetzen. Sei aber mit Bananen und Weintrauben vorsichtig, da diese viel Zucker haben. Auch solltest du keine Dosenfrüchte verwenden.

Gemüsespieße mit Tomate und Basilikum

Die Gemüsespieße zaubern einen Hauch Italien an den Tisch. Sie sind leicht, lecker und lassen sich ganz einfach zubereiten.

Zubereitungszeit: ungefähr 10 Minuten
Portionen: für 10 Portionen
Nährwerte: Kalorien (34,85 kcal); Kohlenhydrate (1,45 g);

Eiweiß (2,21 g); Fett (2,21 g)

Zutaten:

- 15 Kirschtomaten
- 15 Blätter Basilikum
- 100 g Mozzarella
- Kräuter nach Wahl

Zubereitung:
1. Tomaten waschen.
2. Basilikum waschen und abtrocknen.
3. Aus Mozzarella kleine Kugeln formen
4. Tomate, Basilikum und Mozzarella abwechselnd auf Holzstäbchen spießen.

Tipp:

**Statt Tomate kann auch ein anderes Gemüse
verwendet werden.**

Creme mit frischer Mango

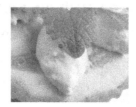

Wenn die Zeit für Mangos wieder kommt und die schmackhaften Früchte in den Regalen liegen, dann darf eine leckere Creme nicht fehlen. Hergerichtet mit Sahne kann sie dennoch sehr gut in die Low-Carb-Ernährung integriert werden. Eine kleine Portion des Desserts für zwischendurch oder nach dem Essen löscht den Appetit auf süße Lebensmittel und sorgt mit dem kräftigen Geschmack für ein echtes Genusserlebnis. Eine Portion braucht die folgenden Zutaten:

≫25 g Schlagsahne zum selber Schlagen

≫1 Mango

≫½ Päckchen Sahnesteif

≫1 TL frischer Zitronensaft

≫40 g Joghurt fettfrei

Die Sahne und das Sahnesteif werden in einen hohen Behälter gegeben und steif geschlagen. Hier bietet es sich an, zu einem Handmixer zu greifen. Die Mango wird von der Schale befreit und vom Kern gelöst. Die Hälfte der Frucht kommt jetzt zusammen mit dem Zitronensaft in den Thermomix. Hier wird alles für zehn Sekunden auf Stufe 10 püriert. Mit dem Spatel wird die Masse zusammengeschoben und noch einmal einige Sekunden lang püriert. Die Sahne wird nun mit dem Joghurt vermischt und die pürierte Mangocreme wird untergehoben. Für einen optimalen Geschmack können noch kleine Mangostücke mit in die Creme gegeben werden. Alles sollte mindestens zwei Stunden im Kühlschrank gekühlt werden. Anschließend wird die Mangocreme mit schmalen Mangoschnitzen verziert und kühl genossen.

Eine Portion enthält: 90 Kcal, 4 g Eiweiß, 7 g Fett, 14 g Kohlenhydrate

Würzfleisch

Kcal.: 312   Zubereitungszeit: 50 min.

ZUTATEN:

- ☐ 150 g Hähnchenbrustfilet
- ☐ 50 g Butter
- ☐ 50 g Edamer Käse
- ☐ 50 g Champignons
- ☐ ½ Bund Petersilie
- ☐ ½ TL Zitronensaft

- ☐ 500 ml Hühnerbrühe
- ☐ 1 Lorbeerblatt
- ☐ ½ TL Johannisbrotkernme
- ☐ Worcestersoße
- ☐ Pfeffer, Salz

ZUBEREITUNG:

- Bitte stellen Sie zuerst Hühnerbrühe her und kochen in dieser das sauber gewaschene Hähnchenbrustfilet, einschließlich dem Lorbeerblatt, bei geringer Hitzezufuhr, für etwa 20 Min.
- Zwischenzeitlich werden den Champignons die harten Stielenden entfernt, die Pilze anschließend geputzt, gut gewaschen und in gleichmäßige Scheiben geschnitten.
- Danach die Petersilie ggf. putzen, waschen und sehr fein hacken.

- Anschließend verkneten Sie das Mehl und die Butter zu Streuseln, welche Sie aufbewahren
- In einer geeigneten Pfanne lassen Sie nun Butter aus und braten darin zunächst die Champignons für ca. 2-3 Min. leicht an.
- Während dessen ist das Hähnchenfleisch gar gekocht, wird von Ihnen zum abkühlen aus dem Topf genommen und danach in kleine Würfel geschnitten.
- Die im Topf verbliebene Brühe soll dann bei schwacher Hitze wieder zum kochen gebracht werden und anschließend leicht köcheln. Entfernen Sie bitte das Lorbeerblatt und rühren Sie jetzt so lange die vorbereiteten Butter/Mehl Flocken in die Brühe ein, bis die von Ihnen gewünschte Konsistenz der Soße erreicht ist. Mit gehackter Petersilie, Salz und Pfeffer würzen.
- Gleich im Anschluss werden die Hähnchenwürfel einschließlich der Champignons zurück in den Topf gegeben, mit dem Inhalt vollständig verrührt, wieder leicht erhitzt aber nicht mehr gekocht.
- Mit der hergestellten Geflügelmasse befüllen Sie dann einige feuerfeste Förmchen, welche großzügig mit dem geriebenen Käse abgedeckt werden.
- Im vorgeheizten Backofen (180° C Umluft, 200° C Ober/Unter Hitze) das Würzfleisch nun für 18 bis 20 Min. überbacken.
- Bitte mit frisch gepresstem Zitronensaft und Worcestersoße servieren.

Gebackenes Gemüse mit Dip

Zutaten für 4 Portionen

Zutaten:

- 280 g Karotten
- 280 g Kohlrabi
- 280 g grüner Spargel
- 4 EL Olivenöl
- 120 g Magerquark (20 % Fett)
- 4 EL Natur-Joghurt (1,5 % Fett)
- 8 TL Mineralwasser mit Kohlensäure
- 4 TL gemischte TK-Kräuter
- 4 TL Zitronensaft
- 1 Prise Xucker Light
- Salz, Pfeffer

 Arbeitsaufwand: gering

 Zubereitungszeit: ca.   35 Minuten

 Portionsgröße: 4 Portionen

So wird´s gemacht:

1. Den Backofen auf 180°C Umluft oder 200°C Ober-/Unterhitze vorheizen.
2. Kohlrabi, Karotten und den Spargel waschen und schälen. Die Enden des Spargels entfernen. Das Gemüse in Spalten oder mundgerechte Stücke schneiden.
3. Alles in eine Schüssel geben, mit dem Olivenöl mischen und mit Salz und Pfeffer würzen.
4. Auf ein mit Backpapier ausgelegtes Backblech geben und für etwa 25 Minuten backen.
5. In der Zwischenzeit den Quark und den Joghurt in eine Schüssel geben und gut miteinander verrühren. Das Mineralwasser, die Kräuter und den Zitronensaftunterrühren und mit Salz, Pfeffer und einer Prise Xucker Light abschmecken.

Hummus

Zutaten für 4 Portionen:
Salz
350 g Kichererbsen aus der Dose
Frisch gemahlener Pfeffer
4 EL Tahin
1 - 4 EL Olivenöl
1 Zitrone
Gemahlener Kreuzkümmel
2 Knoblauchzehen

Zubereitung:
Schälen Sie den Knoblauch und halbieren Sie die
Zitrone und pressen sie beides aus. Geben Sie den
ausgepressten Knoblauch und den Zitronensaft
zusammen mit den Kichererbsen in einen Mixer.
Pürieren Sie alles bis eine cremige Konsistenz erreicht
wurde und geben Sie dabei immer wieder etwas
Olivenöl dazu. Danach geben Sie die Masse in eine
Schüssel und vermischen diese mit dem Tahin. Zum
Schluss würzen Sie alles stark mit dem Kreuzkümmel
und schmecken es mit Salz und Pfeffer ab.

Fruchtig, pikant: Der etwas andere Steaksalat

353,9 kcal | 27,1 Gramm Eiweiß | 19,1 Gramm Fett | 19 Gramm Kohlenhydrate

Zutaten:
- 100 Gramm Rinderfilet
- 1 Pfirsich
- 50 Gramm Erdbeeren
- 100 Gramm Rucola
- 50 Gramm Friese Salat
- 1 EL Pinienkerne
- ½ Paprika gelb
- Himalaya Salz
- Pfeffer
- 1 EL Koriander
- ½ Chilischote
- 1 Knoblauchzehe
- Saft von 2 Bio Limetten
- 2 EL Olivenöl
- 1 Spritzer Süßstoff

Zubereitung:
Als erstes Koriander, Chili, Knoblauch, Limettensaft, Olivenöl und

Süßstoff im Mixer zu einer Marinade mixen.

Das in Streifen geschnittene Rinderfilet in einer Grillpfanne ohne Öl medium braten. Die Pinienkerne hinzu fügen und das Ganze mit Salz und Pfeffer würzen.

Als nächstes die Pfirsiche und Erdbeeren in grobe Würfel, die Paprika in feine

Würfel schneiden und mit dem Dressing vermischen.

Zuletzt die Salate unterheben und gemeinsam mit den Filetstreifen dekorativ anrichten.

Gemüse One Pot mit Hühnchen

Zutaten für 2 Portionen:
70 g Quinoa, 180 g Hähnchenbrustfilet, 240 g Zucchini
2 Frühlingszwiebel, 160 g rote Paprika, 2 – 4 EL Rapsöl, 1 TL Butter
1 Lorbeerblatt, ¼ TL Kurkuma, Salz, Pfeffer, Paprikapulver
ein paar Spritzer Limettensaft

Zubereitung:
Den Quinoa in einen kleinen Topf geben. Etwas Salz, das Lorbeerblatt, Kurkuma und die Butter dazugeben. Mit 140 ml kochendem Wasser übergießen. Einmal kurz umrühren und mit geschlossenem Deckel 5 Minuten ziehen lassen. Den Deckel öffnen, das Lorbeerblatt herausnehmen und noch einmal kurz durchrühren. Beiseitestellen. 1 EL Rapsöl in einer beschichteten Pfanne erhitzen. Das Hähnchenbrustfilet trocken tupfen und mit der Hand etwas platt klopfen. Mit Salz, Pfeffer und Paprikapulver würzen. In der heißen Pfanne von jeder Seite 3 Minuten braten. Herausnehmen und die Pfanne nicht auswischen. (Wenn Sie Hähnchenfleisch vom Vortag benutzen fällt dieser Schritt aus.) Zucchini in Würfel schneiden. Frühlingszwiebel in dünne Ringe schneiden und die Paprika würfeln. In die Pfanne, in der das Hähnchenbrustfilet angebraten wurde, 1 – 2 EL

Rapsöl geben. Das Gemüse hineingeben und 4 – 5
Minuten unter Rühren braten. Den Quinoa
dazugeben und gut untermischen. Das Gemüse mit
dem Quinoa in zwei gut verschließbare Behälter
aufteilen. Das Hähnchenfleisch teilen und in
mundgerechte Stücke schneiden. Auf die beiden
Behälter verteilen. Sojasoße mit Limettensaft
mischen und über die Portionen träufeln. Bis zum
Verzehr kühl lagern.

Smoothie mit Avocado und Himbeeren

Smoothies sind ein gesunder Start in den Tag. Die Variante mit Avocado und Himbeeren ist lecker, Low Carb und lässt sich ganz einfach mit ins Büro nehmen.

Zubereitungszeit: **ungefähr 5 Minuten**

Portionen: **für 1 Smoothie**

Nährwerte: **Kalorien (100 kcal); Kohlenhydrate (11 g); Eiweiß (2 g); Fett (6 g)**

Zutaten:

- ¼ Avocado
- ¼ Gurke
- 50 g Himbeeren
- 30 g Rucola

Zubereitung:
1. Alle Zutaten in einen Mixer geben und unter Beigabe von 100 ml Wasser zu einem Smoothie verarbeiten.

Tipp:
Statt Himbeeren können auch Erdbeeren verwendet werden.

Frische Blumenkohlcreme für Low-Carb-Brot

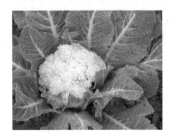

Blumenkohl hat einen angenehmen Geschmack und daher macht sich das Gemüse nicht nur als Beilage gut, sondern bietet sich auch für eine Creme an. Besonders frisch schmeckt die Creme, wenn noch Tomate mit ins Spiel kommt. Für zwei bis drei Portionen braucht es die nachfolgenden Zutaten:

➤600 g Blumenkohl

➤400 g Tomaten

➤50 g Tomatenmark

➤100 g Rice Cuisine

Der Blumenkohl wird gesäubert. Der Stiel wird herausgeschnitten und anschließend in den Thermomix gegeben. Der Thermomix wird nun auf Stufe 5 eingestellt und der Blumenkohl für 20 Sekunden zerkleinert. Anschließend kommt Rice Cuisine mit dazu und der Thermomix wird auf 80°C eingestellt. Für sieben bis zehn Minuten sollte der Blumenkohl nun garen. Die Tomaten werden in der Zeit gesäubert und in Stücke geschnitten. Sie kommen nach der Garzeit in den Thermomix. Zudem wird das Tomatenmark mit eingefüllt. Alles zusammen wird für eine Minute erhitzt.

Anschließend ist die Creme fertig. Wer möchte, der kann sie nun noch abschmecken und anschließend servieren. Dazu macht sich frisches Low-Carb-Brot gut.

Eine Portion enthält: 40 Kcal, 3 g Eiweiß, 4 g Kohlenhydrate, 1 g Fett

Kassler mit Sauerkraut

Kcal.: 430   Zubereitungszeit: 10 min. + 1 Std. Kochzeit

ZUTATEN:

☐ 500 g Kassler (Nacken)   ☐ 2 Lorbeerblätter

☐ 400 g Sauerkraut

☐ **Senf**

☐ 2 Zwiebeln   ☐ ½ -1 TL Kümmel

☐ 1 EL Butter   ☐ Salz, Pfeffer

ZUBEREITUNG:

- Die Zwiebeln zunächst schälen, dann würfeln und anschließend in ausgelassener Butter, bei schwacher Hitze, glasig anbraten.
- Das Sauerkraut, Kümmel und das Lorbeerblatt dem Topf hinzufügen und gut einrühren, dann den Topfinhalt zum Kochen bringen und für etwa 3-4 Min. leicht köcheln lassen.
- Geben Sie bitte gleich im Anschluss den Kassler dazu und lassen diesen, bei wenig Hitze und geschlossenem Deckel, für ca. 1 Stunde leicht köcheln, bis das Fleisch gar gezogen, zart und schön weich ist.

- Danach den fertigen Kassler aus dem Topf nehmen, etwas abkühlen lassen und in dünne Scheiben schneiden. Das Sauerkraut bitte abgießen.
- Der Kassler wird einschließlich Senf, appetitlich neben dem Sauerkraut auf Tellern angerichtet und heiß serviert.

Chili sin Carne

Zutaten für 4 Portionen:
500 g passierte Tomaten, 100 g Sojageschnetzeltes
150 ml Gemüsebrühe, 50 ml Wasser, 1 Möhre
2 Paprika, rot, 1 Peperoni, grün
1 Peperoni, rot
1 Knoblauchzehe, 1 Zwiebel
3 EL Tomatenmark
1 TL Paprikapulverrosen, scharf
1 EL Sojasauce, Olivenöl, Salz
Pfeffer

Zubereitung:
Geben Sie die Gemüsebrühe und die Sojasoße in einen
Topf, lassen sie diese kurz aufkochen und stellen den
Topf beiseite, fügen sie das Sojagranulat hinzu und
lassen es 20 Minuten quellen.
Hacken sie den Knoblauch, die Zwiebel und die
Peperoni klein. Möhre und Paprika waschen und
würfeln.
Das Sojagranulat in einem Sieb abgießen und
auspressen. In einer Pfanne das Olivenöl erhitzen und
das Granulat hinzufügen und etwa 5 Minuten anbraten.
Das Gemüse hinzufügen und nochmals für 5 Minuten
weiterbraten. Das Wasser mit den passierten Tomaten
und dem Tomatenmark einrühren und aufkochen, mit
dem Paprikapulver, Salz und Pfeffer abschmecken. Auf
tiefen Tellern anrichten.

Leckere Ricotta-Spinat Frittata

332 kcal | 22,2 Gramm Eiweiß | 24,4 Gramm Fett | 6 Gramm Kohlenhydrate

Zutaten:
- 2 Eier
- 30 Gramm Ricotta
- 50 Gramm Tomaten
- 1 Schalotte
- ¼ Bund Basilikum
- 30 Gramm Blattspinat
- Himalaya Salz
- Pfeffer
- Öl zum Bestreichen der Backform

Zubereitung:
Die Schalotte und die Tomaten würfeln, den Blattspinat grob hacken und Basilikum Blättchen abzupfen und schneiden.

Als nächstes alles mit Salz und Pfeffer würzen und zusammen mit dem Ricotta gut miteinander vermischen.

Fülle nun das Ganze in eine leicht geölte Auflaufform.

Anschließend die Eier verquirlen und über diese Masse gießen.

Die Frittata bei 180° Celsius für etwa 20 Minuten backen.

Brokkoli-Hackfleisch-Auflauf

Zutaten für 4 Portionen:
250 g Rinderhackfleisch
200 g Käse, gerieben
2 Eier
500 g Brokkoli
1 Becher Sahne
1 Becher Schmand
Salz, Pfeffer

Zubereitung:
Würzen Sie das Hackfleisch mit Salz und Pfeffer und
braten Sie es an. Nun schneiden Sie den Brokkoli in
kleine Röschen und lassen diesen kurz in Salzwasser
kochen. Achten Sie darauf, dass der Brokkoli bissfest
bleibt. Fetten Sie jetzt die Auflaufform und schichten
Sie das Hackfleisch und den Brokkoli auf. Verrühren Sie
die Sahne mit den Eiern, dem Käse, dem Schmand und
würzen Sie das Ganze mit Salz und Pfeffer.
Anschließend geben Sie die Sauce in die Auflaufform.
Backen Sie den Auflauf bei 180 Grad für 30 Minuten.
Tipp: Decken Sie den Auflauf zu Beginn mit Alufolie ab,
bevor Sie ihn in den Ofen geben.

Zucchini-Nudeln mit Feta und Tomaten

Nudelgerichte sind auch in der Low Carb - Küche keine Unbekannten. Insbesondere mit Zucchini-Nudeln wird viel gearbeitet.

Zubereitungszeit: ungefähr 30 Minuten
Portionen: für 2 Portionen
Nährwerte: Kalorien (452 kcal); Kohlenhydrate (9 g);

Eiweiß (17 g); Fett (37 g)

Zutaten:

- 1 Frühlingszwiebel
- 400 g Zucchini
- 200 g Cherrytomaten
- 150 Feta
- 4 EL Öl
- etwas Basilikum
- 1 Prise Salz
- 1 Prise Pfeffer

Zubereitung:

1. Zucchini unter Beihilfe eines Schabers zu hauchdünnen Streifen (Nudeln) verarbeiten.

2. Mit Salz verfeinern.

3. Tomaten waschen und klein schneiden.

4. Frühlingszwiebel schälen, putzen und zu hauchdünnen Ringen verarbeiten.

5. Basilikum waschen und klein hacken.

6. Feta würfeln.

7. Öl in eine Pfanne geben und erhitzen.

8. Tomaten und Frühlingszwiebeln in die Pfanne geben und kurz anbraten.

9. Anschließend in eine Schlüssel geben und kurz beiseite stellen.

10. Zucchini-Nudeln in die Pfanne geben und für ungefähr 10 Minuten garen.

11. Gelegentlich umrühren.

12. Salzen und pfeffern.

13. Tomaten, Frühlingszwiebeln, Feta und Basilikum in die Pfanne geben und alles gut vermengen.

14. Gericht auf Teller verteilen und genießen.

Tipp:

Statt Feta kann auch Mozzarella verwendet werden.

Alaska Seelachs Filet mit Blumenkohlfrikadellen

Kcal.: 770   Zubereitungszeit: 45 min.

ZUTATEN:

- [ ] 500 g Seelachs Filet (tiefgefroren)
- [ ] 175 g Blumenkohl
- [ ] 70 g zarte Haferflocken
- [ ] ca. 30 g Semmelbrösel
- [ ] 60 g Mozzarella
- [ ] 50 g Quark
- [ ] ½ Zweig Dill
- [ ] ½ Bund Petersilie
- [ ] 3 EL Öl
- [ ] 4 Eier
- [ ] Salz, Pfeffer

ZUBEREITUNG:

- Der Blumenkohl wird zuerst in Röschen geschnitten, welche Sie gründlich waschen und danach mit Hilfe eines Messers/ Küchenmaschine fein zerhacken. Den gehackten Blumenkohl geben Sie in eine große Schüssel und vermengen diesen mit den Haferflocken. Nun wird der Mozzarella Käse hinzugefügt und danach der Quark untergemischt.

- Verquirlen Sie zwei Eier und kneten diese (mit Ihren Händen) unter die Blumenkohlmasse, welche anschließend mit Pfeffer und Salz abgeschmeckt wird.
- Den Backofen auf 200 Grad vorheizen und ein, mit Backpapier ausgelegtes Backblech vorbereiten.
- Aus der Blumenkohlmasse formen Sie nun (mit eingeölten Händen) 6-8 gleichmäßig große Frikadellen, welche danach auf dem Backblech platziert werden und für 20 Minuten backen. Dann die Blumenkohl Frikadellen wenden und für weitere 10-12 Minuten backen lassen, bis diese eine appetitlich goldbraune Farbe angenommen haben.
- Während die Blumenkohlfrikadellen backen bereiten Sie den Fisch zu. Die frischen bzw. stark angetauten Alaska Seelachsfilets zuerst gründlich waschen.
- Die Kräuter putzen und waschen, danach fein hacken.
- Verquirlen Sie nun die restlichen Eier mit Pfeffer, Salz und den fein gehackten Kräutern und füllen Sie die gewürzte Kräuterpanade auf einen Teller. Ein weiterer Teller wird mit Semmelbröseln gefüllt.
- Nun werden die Seelachsfilets zuerst vollständig in dem Ei-Kräuter Gemisch gewälzt und anschließen in die Semmelbrösel gelegt, gewendet und von allen Seiten komplett mit den Bröseln bestreut. Die Panade muss vollständig das Fischfilet umschließen!
- Öl in einer Pfanne erhitzen und bei mittlerer Temperatur die panierten Fischfilets von jeder Seite

für etwa 2 - 3 Minuten knusprig braten. Das Fett vom Fisch tropfen lassen und diesen mit den fertigen Blumenkohlfrikadellen auf Tellern anrichten und servieren.

TIPP: Auch schmackhaft - ersetzen Sie einen Teil des Blumenkohl durch Brokkoli!

Griechischer Salat

Zutaten für 2 Portionen:
400 g Feta
3 Tomaten
2 Paprikas, rote
2 Salatgurken
1 Schalotte
100 g Oliven, schwarz
12 EL Olivenöl
Salz
Pfeffer
3 EL Weinessig

Zubereitung:
Die Paprika, Tomaten und Gurken in Stücke schneiden,
den Feta in Würfel schneiden, die Schalotte in Ringe,
alles zusammen mit den Oliven in eine Schüssel geben.
Für das Dressing den Weinweinessig, das Olivenöl, Salz
und Pfeffer verrühren und über den Salat geben. Sofort
servieren!

Dorade im Bananenblatt

198,4 kcal | 35 Gramm Eiweiß | 5,5 Gramm Fett | 3 Gramm Kohlenhydrate

Zutaten:
- 160 Gramm Filet von der Dorade
- Saft einer Bio Limette
- Himalaya Salz, Pfeffer
- ½ TL Currypulver gelb
- 1 gehackte Chilischote
- 1 Eigelb
- 5 Gramm Ingwer
- 1 Knoblauchzehe
- 30 Gramm Joghurt
- 1 Bananenblatt aus dem Asia Shop. Alternativ einfach eine Alufolie verwenden.

Zubereitung:
Als erstes musst du den Fisch kurz kalt abspülen, mit Küchenkrepp trocken tupfen und mit Salz und Pfeffer einreiben.

Dann den Limettensaft mit dem Eigelb, der gehackten Chili und den Gewürzen sowie dem klein geschnittenen Knoblauch vermengen. Als letztes kommt noch der Joghurt dazu.

Jetzt bestreichst du den Fisch von allen Seiten mit der Marinade und wickelst ihn in das Bananenblatt ein. Verschließe das Blatt am besten mit 2 oder 3 Zahnstochern.

Lege das Fisch-Päckchen auf ein Backgitter und gare es 25 Minuten lang bei 170° Celsius.

Fisch in Tomatensauce

Zutaten für 4 Portionen:
2 Zwiebeln
2 Knoblauchzehen
4 EL Olivenöl
2 TL Zucker
4 TL Tomatenmark
2 Dose geschälte Tomaten, (425 g EW)
Salz Pfeffer
1 TL getrockneter Oregano
800 g Seelachsfilets
12 EL Schlagsahne
Cayennepfeffer
4 EL gehackte Petersilie

Zubereitung:
Zwiebeln und Knoblauchzehen fein hacken, in 2 EL
heißem Olivenöl andünsten. 1 TL Zucker
darüberstreuen und schmelzen lassen. Geben Sie
anschließend 2 TL Tomatenmark dazu und lassen es
kurz mitdünsten. Die geschälten Tomaten mit dem Saft
zugeben, mit Salz, Pfeffer und 1 TL getrocknetem
Oregano würzen, aufkochen und offen bei mittlerer
Hitze 10 Minuten. köcheln lassen. Das Seelachsfilet in
ca. 3 cm große Würfel schneiden und von beiden
Seiten leicht salzen und pfeffern. 12 EL Schlagsahne zur
Sauce geben, mit Salz, etwas Cayennepfeffer und evtl.
Zucker abschmecken. Fischstücke auf die Sauce setzen,

zugedeckt bei milder Hitze 6–8 Minuten gar ziehen lassen. Nach der Hälfte der Zeit die Fischstücke wenden. Mit 2 EL gehackter Petersilie bestreut servieren.

Gebratene Champignons

Kcal.: 384   Zubereitungszeit: 20 min.

ZUTATEN:

- ☐ 300 g braune Champignons
- ☐ 300 g weiße Champignons
- ☐ 2 Zehen Knoblauch
- ☐ 2 Schalotten
- ☐ 1 Stange Porree
- ☐ 1 Bund Petersilie

- ☐ 4 g Kerbel
- ☐ 150 ml Sahne
- ☐ 2 EL saure Sahne
- ☐ 2 EL Olivenöl
- ☐ 150 ml Gemüsefond
- ☐ Salz, Pfeffer

ZUBEREITUNG:

- Die Champignons ggf. putzen und von den Stielen die harten Enden entfernen, dann die Pilze waschen. Die Stiele vorsichtig aus den Hüten drehen, danach die Pilzteile in dünne Scheiben schneiden.
- Die Schalotten schälen und fein würfeln.
- Die Petersilie wird geputzt, gewaschen und anschließend fein gehackt.
- Den Porree ggf. putzen, gut waschen und ebenfalls in dünne Scheiben schneiden.
- Das Kerbel bitte gründlich waschen, dann hacken.
- Erhitzen Sie nun in einer geeigneten Pfanne Öl und braten darin zuerst die Champignons für 2-3 Minuten und lassen gleich anschließend Porree, Knoblauch sowie die Schalotten für weitere 3 Minuten mit anbraten.
- Gleich darauf wird mit der Gemüsebrühe abgelöscht und der Pfanneninhlat bei schwacher Hitzezufuhr wieder zum Aufkochen gebracht. Die Temperatur nun herunter regeln und den Topf für 5 Minuten leicht köcheln lassen.
- Danach werden die saure Sahne und Schlagsahne eingerührt und die Suppe wieder erhitzt, aber nicht mehr zum Kochen gebracht!
- Zum Schluss mit Petersilie, dem gehackten Kerbel, Salz und Pfeffer würzen.

Möhrensuppe mit Ingwer

Zutaten für 4 Portionen:
500 g Möhren
600 ml Gemüsebrühe
1 Zwiebel
1 EL Honig
2 walnussgroße Stücke Ingwer
1 Stange Staudensellerie
1 geriebene Zitrone, nur die Schale
1 EL Öl
2 EL Creme Fraiche

Zubereitung:
Schneiden sie den Ingwer, die Möhren und den Sellerie in kleine Stücke. Die Zwiebel schälen und fein hacken. In einem Topf Öl erhitzen und die Zwiebeln kurz andünsten, den Rest an Gemüse hinzufügen und mit der Gemüsebrühe auffüllen. Ca. 20 Minuten köcheln lassen und mit einem Stabmixer pürieren. Mit Honig und der geriebenen Zitronenschale abschmecken und Creme Fraiche hinzufügen. Alles nochmal kurz aufkochen und servieren.

Feiner Pudding aus Chia Samen und Schoko Sojamilch

172,3 kcal | 7,1 Gramm Eiweiß | 8,4 Gramm Fett | 11,9 Gramm Kohlenhydrate

Zutaten:
- 15 Gramm Chia Samen
- 200 ml Schoko Sojamilch Low Carb (Bio Laden)
- 1 EL Kakao doppelt entölt
- Süßstoff oder Xylit nach Bedarf
- ¼ Banane
- 1 EL Frischkäse

Zubereitung:
Mische zuerst Sojamilch, Banane, Frischkäse und Kakao im Mixer.

Dann diese Masse zusammen mit den Chia Samen in eine Schüssel geben und vermischen.

Das Ganze nach Belieben süßen und den Pudding optimalerweise über Nacht im Kühlschrank quellen lassen.

So hast du am nächsten Tag ein absolut umwerfendes Frühstück oder einen netten kleinen Snack für Zwischendurch.

Möhren-Sellerie-Puffer

Zutaten für 2 Portionen:
400 g Knollensellerie, frisch
200 g Karotten
3 Eier
½ Zwiebel
90 g Crème Fraîche
220 g Quark, 40%
1 TL Johannisbrotkernmehl
90 ml Olivenöl
Salz
Pfeffer

Zubereitung:
Schneiden Sie den Sellerie, die Möhren und die Zwiebeln in sehr feine Streifen und geben Sie diese in eine Schüssel. Anschließend geben Sie Olivenöl, Crème Fraîche, Eier, Salz, Pfeffer und das Johannisbrotkernmehl dazu und verrühren alles gut miteinander. Geben Sie zum Schluss den Teig portionsweise in eine Pfanne mit reichlich Olivenöl und backen Sie die Puffer aus.

Kohlsuppe

Kcal.: 254   Zubereitungszeit: 35 min.

ZUTATEN:

☐ ½ Weißkohlkopf

☐ 1 große Zehe
    Knoblauch

☐ 100 g Champignons

☐ ½ Bund Suppengemüse

☐ 1 Lorbeerblatt

☐ 500 ml
    Gemüsebrühe

☐ 1-2 EL Olivenöl

☐ 1 Prise Muskatnuss

☐ Salz, Pfeffer

ZUBEREITUNG:

- Den halben Weißkohlkopf ggf. vom Strunk befreien, dann putzen, waschen und in nicht allzu lange Streifen schneiden.
- Die harten Stielenden der Champignons entfernen, die Pilze ggf. putzen, dann waschen und vierteln.
- Den Knoblauch bitte schälen und fein hacken.
- Das Suppengemüse ggf. schälen, dann in mundgerechte Würfel schneiden.

- Stellen Sie danach Gemüsebrühe her und kochen in dieser, bei geringer Hitze den Weißkohl, das Suppengemüse, einschließlich Knoblauch sowie dem Lorbeerblatt, für zehn Min. an. Bitte nur köcheln lassen!
- Die vorbereiten Champignons werden in einer kleinen Pfanne mit ausgelassener Butter für zwei Min. angebraten und dann dem Suppentopf hinzugefügt. Diesen für weitere zehn Min. leicht köcheln lassen und abschließend mit Salz, Pfeffer sowie Muskatnuss ausreichend würzen. Mit Olivenöl abschmecken, auf Tellern anrichten und heiß servieren.

Karibisches Limetten - Kokos Parfait

Zutaten für ca. 8 Portionen:
150 g Kokosraspeln, 3 Eigelb
Stevia nach Bedarf
1 1/2 Becher fettarme Sahne
2 abgeriebene Limetten
Limettensaft von 2 Limetten

Zubereitung:
Reiben Sie die Limettenschale zuerst mit einem feinen Küchenhobel ab. Trennen Sie anschließend Eigelb und Eiklar voneinander und schlagen Sie die Eigelbe mit der Limettenschale mit Hilfe eines Schneebesens schaumig. Pressen Sie die übrigen Limetten und geben Sie den Saft zu den Eigelben. Anschließend können Sie die Sahne steif schlagen und die Kokosraspeln vorsichtig unter die Eier heben. Danach rühren Sie die Eigelbe unter die Sahne. Füllen Sie die Masse in eine mit Frischhaltefolie ausgelegte Kastenform und streichen diese mit einem Löffel glatt. Umwickeln Sie das Ganze mit einer doppelten Lage Frischhaltefolie und stellen Sie die Form für mindestens vier Stunden in den Gefrierschrank. Nach Ablauf der Zeit können Sie das Parfait am besten mit einem heißen Messer portionieren und servieren.

Leichte Vanille Creme mit Tofu

132,3 kcal | 10,9 Gramm Eiweiß | 7,8 Gramm Fett | 4,1 Gramm Kohlenhydrate

Zutaten:
- 60 Gramm weiches Seidentofu
- 50 ml Sojamilch
- 1 Ei
- Mark einer halben Vanilleschote
- Abrieb einer Bio Limette
- Süßstoff oder Xylit nach Bedarf
- 50 Gramm Brombeeren

Zubereitung:
Tofu mit Süßstoff und Vanille im Mixer mischen. Dann das Ei und den Abrieb der Limette dazugeben, die Sojamilch langsam während des Mixens einlaufen lassen und nochmals durchmixen.

Als nächstes den Boden einer leicht gebutterte Auflaufform mit Brombeeren belegen und die Masse darüber schichten.

Abschließend ein Backblech oder eine größere Auflaufform mit Wasser füllen, die Form mit der Creme darauf stellen und im Ofen bei 170° Celsius für etwa 20 Minuten langsam stocken lassen.

Apfel-Chicorée-Salat

Zutaten für 2 Portionen:
1 großer Apfel, 50 g Porree
2 Stück Chicorée
1 Karotte, 70 ml Joghurt
1 Prise Ingwer-Pulver
1 Prise Cheyenne-Pfeffer
1 TL Ahornsirup
1 Spritzer Zitronensaft
2 EL Olivenöl, 1 Prise Salz

Zubereitung:
Entblättern Sie den Chicorée und waschen Sie die
Blätter gründlich. Legen Sie 4 Blätter beiseite und
schneiden Sie die restlichen Blätter in ca. 2 cm breite
Streifen. Nun waschen Sie den Apfel, schälen und
entkernen ihn und schneiden ihn in kleine Würfel.
Anschließend waschen Sie den Porree und schneiden
ihn in schmale Streifen. Zum Schluss waschen und
schälen Sie die Möhren und schneiden diese ebenfalls
in Streifen. Jetzt vermischen Sie den Joghurt, den
Ahornsirup, Zitronensaft und die Gewürze (Ingwer-
Pulver, Salz, Cheyenne-Pfeffer) in einer Salatschüssel.
Geben Sie die restlichen Zutaten (Olivenöl, Chicorée-
Streifen, Porree-Stücke, Apfelwürfel) dazu und rühren
Sie das Ganze vorsichtig um. Drapieren Sie nun die zu

Beginn weg gelegten Chicorée-Blätter auf den 2 Tellern und verteilen Sie den fertigen Salat darüber. Zum Schluss dekorieren Sie den Salat noch mit den Karottenstreifen. Ein wahrer Genuss!